不好意思问闺密，
就问刘医生

刘利芬

著

天津出版传媒集团

天津科学技术出版社

图书在版编目（CIP）数据

不好意思问闺密，就问刘医生 / 刘利芬著 . -- 天津：
天津科学技术出版社 , 2023.12

ISBN 978-7-5742-1658-7

Ⅰ . ①不⋯ Ⅱ . ①刘⋯ Ⅲ . ①女性 – 保健 Ⅳ .
① R173

中国国家版本馆 CIP 数据核字 (2023) 第 200233 号

不好意思问闺密，就问刘医生
BUHAOYISI WEN GUIMI JIU WEN LIUYISHENG

责任编辑：孟祥刚
责任印制：兰　毅

出　　版： 天津出版传媒集团
　　　　　　天津科学技术出版社
地　　址： 天津市西康路 35 号
邮　　编： 300051
电　　话：（022）23332490
网　　址： www.tjkjcbs.com.cn
发　　行： 新华书店经销
印　　刷： 艺堂印刷（天津）有限公司

开本 880×1230　1/32　印张 13.25　字数 249 000
2023 年 12 月第 1 版第 1 次印刷
定价：69.90 元

目　录

第一章

你真的了解月经吗？

第二章

读懂两性健康

第六章

孕产健康

第一章

你真的了解
月经吗？

月经，一个平凡的名字，

却给了女人第一抹温暖，

它是女性的正常生理现象。

白带

白带的形成与雌激素有着密切关系，所以女孩在青春期前，一般都是没有白带的。到了青春期后，卵巢开始发育并分泌雌激素，来促进生殖器官的发育，这时就出现了白带。

白带是女性生殖系统分泌的液体，主要由阴道黏膜、宫颈管及子宫内膜腺体分泌液混合而成。女性正常的白带是无色或白色的，且无味、量不多。

正常白带是什么样子的？

白带与月经周期中体内激素水平变化有关，其量和性状会随着月经周期而改变。一般情况下白带只要没有明显症状、异味和不适，就不用担心。以下 3 种情况属于正常白带：

① 微微发黄的黏稠分泌物，量少并且没有明显异味，一般出现在月经结束后的卵泡期。

② 半透明状的拉丝分泌物，量多并且没有明显异味，一般

出现在排卵期。

③ 颜色发黄的黏稠分泌物，可以看到部分结块，并伴有明显的酸腥味，一般在月经前、同房后、水摄入不足等情况下出现。

白带的作用

① 润滑作用，减少阴道壁摩擦疼痛，保护阴道黏膜不受损伤。

② 天然的保护屏障，抵御外来病原体侵入。

③ 辅助受孕。排卵期白带较多，类似于鸡蛋清，不易拉断，男性的"小蝌蚪"可以沿着白带与卵子结合。

④ 女生健康的风向标，帮助女生了解自身健康状况。

姐妹保健室

白带呈蛋清状，还伴有腥味，是患妇科病了吗？

在排卵期前后，白带可能会呈蛋清状，在同房后、月经前、水摄入不足等情况下出现酸腥味，但过几天会自动消失。如果腥味持续时间较长，建议到医院检查白带常规，排除患阴道炎的可能。

出血白带

出血白带一般包含灰褐色分泌物、淡粉色分泌物和深红色分泌物3种情况。出现出血白带也不一定就是生病了，但是如果出现了淡粉色分泌物和深红色分泌物最好要注意一下。

出血白带的类型

① 灰褐色分泌物。通常出现在月经前后。如果没有明显不适或者偶尔出血的情况，不用担心，注意清洗就可以了。

② 淡粉色分泌物。一般在手术后、同房后、月经后或者有宫腔疾病的情况下会出现。如果长期出血并伴有明显不适的症状，要尽快就医。

③ 深红色分泌物。一般在排卵期、同房中或者有子宫息肉、宫颈病变等疾病的情况下出现。如果长期出血并伴有明显的不适症状，也是需要尽快就医。

姐妹保健室

1个月有10天左右都是黑色分泌物，这算是出血白带吗？

如果黑色分泌物出现在月经期，在 10 天之内能干净，一般没事。但是超过这个时间，或者在非月经期还出现这种分泌物，一定要小心，首先要排除是不是怀孕，比如宫外孕等。在排除妊娠相关疾病的前提下，如果仅仅是偶尔这样，后面又好了，那也不要紧。但是连着 3 个月以上都是这样，就要好好查一下原因，常见的有以下 3 种情况：

① 妇科炎症。比如阴道炎、宫颈炎、子宫内膜炎。

② 器质性病变。如宫颈息肉、子宫内膜息肉、黏膜下肌瘤等；更严重的如宫颈癌、子宫内膜癌。

③ 可能是内分泌问题，如黄体功能不足、黄体萎缩不全、多囊卵巢综合征、卵巢功能衰退等。

🩺 白带异常

　　白带增多，有鱼腥味，伴有外阴瘙痒或者灼烧感，同房后症状会加重等，则有患细菌性阴道炎的可能。

　　豆渣状白带。且伴有瘙痒的症状，一般是霉菌性阴道炎，需要使用抗真菌类药物治疗。但是不要自行买药治疗，最好去医院做白带常规检查，在医生的指导下用药。

　　稀薄的黄绿色白带。泡沫状，有明显的臭味，并伴有外阴瘙痒，一般是患上了滴虫性阴道炎。而且它还特别容易通过性生活交叉感染，所以要男女双方同时治疗。出现类似的情况，建议第一时间到医院检查白带常规；如果确诊，一定要足量足疗程地规范治疗，而且在整个治疗期间都不建议同房。

　　脓性白带。白带色黄或黄绿，有臭味，可能是细菌感染所致。严重时阴道癌、宫颈癌并发感染时，也会导致脓性白带。

　　血性白带。血性白带又称为白带带血，是指白带中带有血丝，可能是宫颈癌、子宫内膜癌、宫颈息肉、黏膜下肌瘤或者宫内节育器副反应。

黄水状白带。当持续流出大量黄水状白带且伴奇臭，可能是宫颈癌、阴道癌、输卵管癌或者黏膜下肌瘤并发感染，必须引起重视。

灰白色白带。灰白色白带，量多，有异味。一般是阴道菌群失衡或者阴道炎症状的表现，多见于慢性宫颈炎或者细菌性阴道炎。

姐妹保健室

偶尔的白带异常需要治疗吗？

有些女性可能雌激素含量较高，白带分泌物就会比一般人多，只要颜色没有异常，而且没有异味，也是属于正常现象。排卵期还有经期前，分泌物增多一般是生理性原因。

除此之外，饮食和作息也会影响白带，比如说辣吃多了、水喝少了、熬夜久了，等等，都有可能暂时性地改变白带的性状。如果遇到这种情况，可以先观察两天，通常白带会随着饮食和作息调整而回归正常。

但如果白带异常持续时间较长，超过 1～2 周，或者伴有瘙痒、异味等症状，那就要赶紧看医生了！

白带常规

白带常规是常见的一种妇科检查，检查内容主要包括阴道的清洁度、酸碱度，有没有细菌、滴虫、白色念珠菌等。明确病因，才能选对"武器"，有针对性地用药效果才好。

怎么看白带常规结果?

清洁度。 Ⅰ度、Ⅱ度是指在显微镜下，可以看到 < 30 个白细胞，代表阴道很干净。Ⅲ度是异常，在高倍镜下可以看到 ≥ 30 个白细胞。Ⅳ度是白细胞满视野，是重度异常。

酸碱度。 正常阴道 pH 值是 3.8 ～ 4.4，呈弱酸性环境，可抑制大部分的病原体繁殖，且对精子无杀死作用；还有利于阴道的自净功能，可维持阴道内的正常菌群。当阴道 pH 值发生改变时，会导致病菌生长繁殖，引发阴道炎症。

白细胞。 白细胞检查显示（＋），提示细菌性阴道炎。

细菌。 细菌检查显示（＋），提示细菌性阴道病。

霉菌。 霉菌检查（＋），提示霉菌性阴道病。

滴虫。 滴虫（＋），提示滴虫性阴道炎。

线索细胞。 线索细胞（＋）或是 BV 阳性，提示细菌性阴道病。

过氧化氢。过氧化氢(+),说明存在混合型感染炎症,多见于细菌性阴道病。

唾液酸苷酶。它是由阴道菌群中的加德纳菌和其他一些厌氧菌分泌所产生的。当正常平衡状态被破坏以后,这些唾液酸苷酶的致病菌就会繁殖,最终导致细菌性阴道炎症。所以如果白带化验显示唾液酸苷酶(+),表明有细菌性阴道炎。

脓细胞。脓细胞是白细胞吞噬病原体以后变化而成。脓细胞提示生殖道内有轻微的炎症,但是并不能确定炎症的性质。

上皮细胞。阴道里面的细胞是周期性地新陈代谢,上皮细胞就是正常脱落的细胞。单看并不代表什么意义,最好结合白带的病原微生物、pH值等做综合性判断。

姐妹保健室

女生需要时刻关注自己的白带吗？

白带就像"大姨妈"一样，它可以反映女性的身体状况。如果白带出现异常，那很可能有某种妇科病，所以千万不要忽视。

正常白带无色无味，随着月经周期会发生改变，主要分三种：月经期刚过，排液少，这时候的白带是白色、糊状的；月经中期和排卵期，白带增多，透明状，像鸡蛋清一样；排卵后至月经前，白带增厚，变黏稠。

如果出现黄色白带、脓性白带、血性白带、豆渣状白带、泡沫状白带、白带增多并伴有外阴瘙痒、白带异味等，代表身体可能患有某种疾病，最好及时去医院做检查。

月经和白带的关系

　　白带与女性体内雌激素水平密切相关，因此随着月经周期的变化，白带也会有相应的变化。

　　一般来说，月经前 14 天出现白带增多可以考虑是由于到了排卵期。因为在排卵期雌激素水平比较高，阴道渗出物和宫颈分泌液增加，宫颈分泌液中氯化钠含量增多，能吸收较多的水分，使得白带增多、质稀、色清，外观如鸡蛋清状。

　　月经前 2～3 天白带增多，可能是受盆腔充血加重和雌激素的影响，阴道的分泌物也会增加。

　　以上情况都属于正常的生理现象，当然，每个人的体质不同，可能表现症状也不一样。

白带过多

　　其实在某些特殊时期出现白带过多，也是正常的，但不排除这是身体在提示女性要注意卫生或者该去医院了。总之，白带是否异常，需要分情况而定。

排卵期

当女性即将进入排卵期时，雌激素会大量分泌，促进健康卵子的排出。这时候生殖系统器官的腺体分泌很旺盛，白带量会变多，呈现出透明蛋清状，有拉丝的情况，基本没什么异味，这种像水一样的白带也是正常的。姐妹们在这个时候还会感到外阴部湿润感增强，内裤上也会有分泌物的残留痕迹。

黄体期

即排卵过后，月经来潮前 1 周左右。这个时期，由于女性的盆底器官处于充血状态，孕激素的分泌会导致白带增加。此时的白带也会呈透明状，并像蛋清一样具有黏性、能拉丝，外阴也会有湿润感。

可若是其他时间出现白带像水一样的症状，就需要警惕了！白带突然变得非常稀薄，像水一样，很有可能是阴道发生感染，但具体是什么感染，最好到医院做进一步检查后由医生诊断。

姐妹保健室

如果没有白带对身体有什么影响？

很多人都知道白带过多可能与妇科炎症或其他疾病有关，那白带过少是不是就不正常呢？

白带的分泌主要与雌激素水平有关，白带过少或者基本没有白带多见于绝经或者卵巢早衰的女性。主要表现为阴道干涩、性生活疼痛、骨关节疼痛、反复发作的阴道炎和尿路感染等。如果没有白带，同时还伴有以上症状，就要注意是否为卵巢早衰，最好及时去医院做个检查。

月经是性成熟的标志

月经是指伴随卵巢周期性变化而出现的子宫内膜周期性脱落及出血。什么意思呢？我们可以理解成由于女性体内雌孕激素水平变化，每个月固定时间子宫内膜脱落一次，出现阴道出血排出体外的现象，又被很多姐妹称作"大姨妈""例假"。规律月经是生殖功能成熟的重要标志，代表女生开始有生育能力了。

月经是怎么来的呢？一般是由我们的下丘脑垂体系统定期发出信号，通知卵巢排卵，同时子宫内膜开始变厚，准备迎接受精卵的到来。结果忙活了小半个月，万事俱备，可受精卵没来，悲痛欲绝的子宫内膜只能留着血泪，从阴道离开。月经其实就是血和脱落的子宫内膜，它既不能被我们随心所欲地控制，也不能像憋尿一样憋住，它是一种正常的生理现象。

月经有哪些色号？

　　女生都知道口红是有不同色号的，不同的肤色可以使用不同的色号。其实我们的"大姨妈"也是分色号的，那么它到底有几种颜色呢？到底哪种颜色才代表身体是健康的呢？

　① 粉红色。如果你是月经刚来或者快结束，那粉色是正常的。如果三天以后还这样，就要考虑是不是贫血了。

　② 鲜红色。如果没有严重痛经或者经期延长，一般没什么问题。

　③ 褐色。这可能是因为经血太少，过度氧化导致的。如果伴有异味，很可能是阴道感染。

　④ 黑色。这就要当心了。

黑色和褐色的月经

　　月经血褐色和黑色肯定不正常，有女生会问，是不是身体里有毒呢？还是身体受寒了？

正常月经血大部分是动脉血，少部分是静脉血。动脉血含氧高，偏红色；静脉血二氧化碳多，偏黑色。一般月经量多的时候，红色为主，月经后期慢慢减少，就往深色过渡。

另外，如果月经血很少，在生殖道流动速度慢，时间偏长，血里面血红蛋白和含铁血红素会被充分氧化，就会变成铁锈色或者黑色、褐色、咖啡色，等等。所以，如果在月经最后几天出现黑色或深色的月经血是正常现象，一般没什么问题，跟排毒更是没有关系。

但是月经每一天都是这种一点点褐色、咖啡色，还是有问题的（当然也不是排毒的问题）。首先，要排除是不是怀孕。还有人流刮宫或者内膜炎症、结核导致的内膜损伤，宫腔粘连引起的月经非常少甚至没有，那么颜色就是褐色或黑色。再有就是内分泌问题，最常见的是卵巢早衰，或者进入更年期。这一类一般月经周期也会乱，提前或者推迟。

最后就是不良的生活习惯等，有些女性在经期不注意保暖，如在月经期间吃雪糕、冰激凌等寒凉食品，在冬天也穿得很单薄，这些都会影响女性盆腔内的血管收缩，引起月经量过少，色黑甚至闭经。

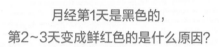

姐妹保健室

月经第1天是黑色的,
第2~3天变成鲜红色的是什么原因?

通常在月经来潮第1天和月经快要结束时,由于出血量非常少,经血呈咖啡色、暗褐色或是发黑。而月经的第2~3天,出血较快较多,往往呈鲜红色或深红色,可伴有血块。

因此,月经发黑并不一定代表不正常。只是"大姨妈"刚刚光顾或者即将离开之时的经血发黑,那是正常的生理现象,无须焦虑惊慌。

经血是由什么组成的?

经血的 75% 是动脉血,25% 是静脉血,混合起来就是我们月月见到的暗红色血浆,和我们全身流的血一样。除此以外,还有脱落的子宫内膜、各种活性酶及生物因子。

经血的黑色血块

经血含有脱落的子宫内膜,就是你看到的血块或者肉块。而且经血含有大量的纤维蛋白溶酶,这个酶可以溶解经血中的纤维蛋白,所以经血一般是不会凝结的,它流过宫腔、阴道,最终排出体外。

多数情况下,我们看到的经血是暗红色,但经血如果在宫腔停留过久,没有及时流出来,就会慢慢凝固成血块,排出体外时就是接近黑褐色了,有时颜色甚至更深。所以经血出现暗红、发黑、带血块这些现象,都是正常的。

但是真有部分人,整个月经期的血都是黑色的。出现这种情况一般是因为她喜欢久坐，不爱运动，所以经血排出不畅，积聚在宫腔。等她一活动，一股热流涌动，黑色半凝固的血块、裹着子宫内膜的血块就流出来了。

很多女生都做过妇科 B 超，B 超报告单上"前倾前屈位""后倾后屈位"，其实就是子宫在盆腔的不同位置。子宫过度前倾"趴"在膀胱上，或过度后倾"靠"在直肠上，经血就会在宫腔内停留较长时间，慢慢凝固成黑色血块。但子宫位置异常的原因不用太担心，多活动一下，保持血流通畅，血块就会排出来了。当月经出血量太大的时候，有些经血来不及排出，停在宫腔，也会凝成黑色血块。月经出现血块，其实是血液凝固的正常现象。

姐妹保健室

月经前有痘痘、粉刺，月经后就好了，月经是不是排毒？

其实月经是子宫内膜周期性脱落，它是由血液、子宫内膜碎片、宫颈黏液和脱落的阴道上皮细胞，还有前列腺素和纤维蛋白溶酶组成的。

上述组成中，血液、子宫内膜、阴道上皮细胞，显然都不是毒；宫颈黏液能防止阴道内细菌进入子宫，具有保护作用，也不是毒；至于前列腺素、纤维蛋白溶酶，这两种物质在人体内大量存在，也不是毒。所以，经血中根本没有所谓的"毒"，月经又怎么会是排毒呢！

月经前有痘痘、粉刺，其实主要是内分泌水平变化导致的。平时我们注意作息，健康饮食，内分泌正常了，痘痘自然就会好。

月经的量多少是正常的？

月经是由于子宫内膜定期剥脱形成的，能决定月经量和持续时间的主要因素有：生殖内分泌调节、子宫内膜、营养状况等其他全身情况。打个比方，月经好比是韭菜，每个月可以割一次，割了还会长。那子宫内膜就是土壤，生殖内分泌调节就是肥料，营养状况等其他全身情况好比光照、温度。韭菜收割得多不多，和土壤、肥料、光照、温度都有关系。

整个月经周期的正常经血量在 5 ～ 80 毫升，一般 20 毫升左右。那怎么估量呢？ 5 毫升差不多就是一个矿泉水瓶盖的量，4 个矿泉水瓶盖的量就是 20 毫升了。

看到这里，估计很多姐妹会说"才这么点呀"，其实这就是正常的范围了，月经过多或过少都不正常。

月经过多

如果月经量超过了 80 毫升，每次都要用两整包以上的卫生巾（每包 10 片），甚至经血还会顺着腿往下淌，就需要及时去医院做检查。

月经过多的原因

子宫肌瘤、子宫腺肌病或子宫内膜异位症

小的子宫肌瘤通常不会引起明显症状，但如果较大（直径大于 5 厘米）或生长位置较特殊（如子宫黏膜下肌瘤、宫颈肌瘤），则会引起月经过多。而子宫腺肌症或子宫内膜异位症会导致经期延长、淋漓不净、经量过多，并且伴有痛经。

子宫内膜炎或子宫息肉

由于子宫内膜出现炎症或长了息肉，就好比丰富的土壤上长了杂草，也可能引起月经淋漓不净、经量过多。

内分泌失调导致功能失调性子宫出血

如果已经排除子宫病变，那么内分泌失调是比较常见的引起月经过多的原因。表现为经期时间长、经量多，以及月经过频（即周期太短）或两个月经周期之间不规则出血。

放置宫内节育器

宫内节育器可能对子宫内膜局部造成刺激，导致子宫痉挛，压迫内膜致使局部内膜坏死、炎症，这些都可能增加经量或延长经期。

月经过少

5毫升差不多就是一个矿泉水瓶盖的量。如果每个周期的月经，连1包卫生巾都用不完，甚至只需要用护垫就能解决，说明月经量少于5毫升，那就是真正的月经量少了，出现这种情况最好去医院看医生。

月经过少的原因

"土壤"原因：子宫内膜受损

各种宫腔手术如人工流产、放环取环手术造成子宫内膜损伤、宫腔粘连，是最常见的月经过少的病因。很多女性朋友都是在流产以后的一段时间，发现月经逐渐变少了。除此之外，子宫内膜炎、子宫内膜结核、一些急/慢性盆腔炎，也可能会伤及"土壤"，导致月经不规律、月经过多、月经过少的情况。

"肥料"原因：生殖内分泌调节异常

简单来说精神状态及身体中各种激素的变化，都有可能影响生殖内分泌的调节。精神状态、情绪压力变化方面，如面临考试或工作压力，迁移到另外一个地方生活，生活中出现重大变故等；还有生殖内分泌疾病，如多囊卵巢综合征、高泌乳素血症、高雄激素血症、卵巢功能减退、糖尿病等。

"光照、温度"原因：营养状况等其他全身情况异常

有些女孩子过度减肥，营养状况太差，结果导致月经减少甚至闭经。另外，还有严重的肝病、肾病、贫血都可能引起月经过少。

为什么月经量有时候很大，有时候又很少？

所谓的月经量"多"和"少"，其实主要是跟自己以前的月经量相比，不要和别人比。因为每个人体质不同，没有可比性，适合自己的月经量才是最好的。

月经过多可能与子宫肌瘤、宫腔病变、凝血功能异常或功能异常性子宫出血有关，而月经过少与子宫内膜受损、内分泌等有关。月经量时多时少的时候，主要应考虑是月经不调引起的，建议做妇科 B 超排除子宫内膜问题，抽血检查性激素排除内分泌

原因；其次也有可能与不良的生活习惯如熬夜、饮酒、贪凉、情绪波动等有关。

姐妹保健室

清理月经血渍的方法

如果突然来月经或月经量大，不小心弄脏了裤子，又没带干净衣物，怎么办？可以拿两张纸巾，一张沾湿放在血渍处里面，一张干纸巾放在血渍处外面，用力按，等外面的纸巾湿了之后，再换两张新纸巾。重复几次，就能把血渍吸干净。

女孩大概什么时候开始来月经?

女生初潮的正常年龄一般是 11 ～ 16 岁，多数在 13 ～ 14 岁出现。女孩出现第二性征后，如乳房开始发育、阴毛逐渐长出、身高增长等，通常 1 年左右就会出现月经初潮。

由于个人体质不同以及遗传因素的影响，有可能会提前到 11 岁，或者推迟到 16 岁以内都是正常范围。11 岁以前来月经的话，那就有可能是性早熟，需要进一步做 B 超以及检查激素水平，排查身体是否异常发育。

如果超过 16 岁还没有来月经，就要考虑是否为原发性闭经，需要进一步检查有没有子宫卵巢畸形等。

女孩在来月经之后就不长个儿了吗?

女孩来月经标志着青春期进入中后期，而不是青春期的开始。不是说不长了，而是长高的空间有限，一般长高范围在 5 厘米左右，如果通过科学管理可达 8 厘米以上。可以通过以下方法来管理:

① 控制体重。来月经后，体重会有大幅度增加，会加速骨骺线的闭合，所以来月经后体重每年增长不要超过 3 千克，最好在 2 千克左右，可以延缓骨骼的生长周期。

② 保持一定的运动量。每天至少运动 30 分钟以上，其中包括 10 分钟以上跳跃类运动。

③ 摄入足够的蛋白质和钙。每天至少摄入 120 毫克的钙和 1.2 克的蛋白质，就可以为孩子长高提供足够的营养支持。

④ 保证充足的睡眠。生长激素一般在睡眠时分泌旺盛，建议最好在 10 点之前就睡觉。

姐妹保健室

如果在10岁之前来月经了，
在日常生活需要注意哪些方面？

月经初潮的正常年龄是 11～16 岁，如果在 10 岁之前月经来潮，可能是"性早熟"。那么常见的造成性早熟的原因有哪些？

营养过剩和摄入激素过多。现代食品中多多少少都含有激素，所以要控制饮食，避免摄入营养过剩和激素过高的食物。

成人化妆品中含有较为复杂的化学成分，这些化学成分比如说含有糖皮质激素或者雌激素就很有可能渗透进孩子的肌肤，诱发性早熟。最好不要过早使用成人化妆品。

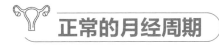

正常的月经周期

正常的月经，持续时间一般为 2～8 天，21～35 天来访一次，平均是 28 天，有时提早或推迟 7 天，所以一个月的月初和月末各来访一次也是正常的。

这个来访周期是从上次月经的第一天到这次月经的第一天所间隔的时间，而不是上次月经结束到这次月经开始，要"对等"。比如上次月经是 3 月 12 日开始，3 月 18 日结束，这次 4 月 15 日来的月经，那么月经周期就是 33 天。

月经的来访周期会受到情绪影响，这个月情绪波动较大或太过劳累，压力过大，月经一个不高兴，可能就乱来了。偶尔出现一两次时，可以先自我调整情绪和作息，观察一两个月，可能自己就恢复了。亲妈有时候都发脾气，更何况"大姨妈"？

什么情况下才算是月经不规律？

① 初潮后第 1 年月经不规律为正常生理现象，不会被诊断

为月经不规律，因为这时候生殖系统发育还未完全成熟。但遇特殊现象时需要临床处理，比如每天都有血造成贫血了，就得看医生了。

② 初潮 1 年后，任何 1 个周期超过 90 天，都称为月经不规律。

③ 初潮后 1～3 年，周期少于 21 天为月经频发，周期超过 45 天为月经稀发。

④ 初潮 3 年后到绝经前，周期为 21 天至 35 天为正常月经，周期少于 21 天为月经频发，周期超过 35 天为月经稀发。

⑤ 初潮 3 年后，每年月经少于 8 个周期为月经稀发。

⑥ 超过 16 岁或乳房发育超过 3 年未有月经来潮则考虑闭经。

月经为啥频繁来？

很多女生受月经困扰，之前的周期是 18 天，上次变成了 15 天，这次又变成了 12 天，月经频繁来，这种情况是什么原因造成的呢？

① 月经周期的长短和卵泡的发育时间长短有关。卵泡发育时间短的人，月经周期就短。说简单点就是天生的，跟遗传因素有关。

② 近期压力大或生活作息不规律均可导致月经周期短。一般来说，如果只是偶然出现一两次排卵期出血，且出血时间短、出血量少，可继续观察。如果这种症状反复出现，则需要到医院做进一步检查。

③ 子宫、宫颈的相关疾病会引起非月经期出血，如子宫内膜息肉、子宫内膜增殖症、子宫黏膜下肌瘤、宫颈息肉等，所以也要去医院做妇科检查才能排除。

④ 黄体功能不足，有时月经周期虽在正常范围内，但卵泡期延长、黄体期缩短，导致患者不易受孕或在妊娠早期流产，需要抽血检查性激素才能确定。

⑤ 排卵期出血。由于排卵期雌激素水平短暂下降，子宫内膜失去激素的支持，部分子宫内膜暂时性脱落，引起阴道流血。

月经为啥不来了?

怀孕。有过性生活的女性首先要排除是否怀孕了，自己使用早孕试纸测试尿液就可以，也可以通过 B 超或者抽血检查 HCG，更能精准确定是否怀孕。

药物的副作用。并不是只要吃药就会引起月经推迟，只有一部分药物会影响月经规律，如镇静剂、安眠药、抗抑郁药等。这些药品会影响脑部分泌激素，所以月经周期可能会受到影响。

手术。人流手术或药流后，很大程度上可能会导致月经推迟，这需要由子宫内膜壁恢复情况决定。此外，宫颈手术引起宫颈粘连致经血瘀滞，也会使月经推迟。

内分泌失调。多囊卵巢综合征、卵巢功能早衰等内分泌问题会导致月经推迟甚至闭经。应及时检查，一旦发现异常，尽快进行治疗。

接触不当物质。长期接触有害射线、化疗药物等也可能引起卵巢早衰，月经推迟，从事这些工作的女性需要注意保护卵巢。超过 40 岁的女性，月经迟迟来潮，且已经排除其他子宫内膜病变的，多由于卵巢功能下降引起，这种情况其实可以不治疗，因为是年龄原因造成的，我们总归要接受卵巢自然老化的事实。

其他。如精神紧张、压力大、环境改变等心理因素，以及一些影响内分泌的疾病等，都可以引发月经推迟。

月经持续了 10 来天还没走，是什么原因？

女生的月经时间通常是持续 3～7 天，但因为各种原因，有的女生会出现月经期延长（超过 10 天）或者月经量增加的情况，月经淋漓不尽。这时需要考虑以下几个方面：

宫颈疾病。对于有过性生活的女性，医生会做妇科检查，看看出血是从哪里来的。如果出血来自宫颈，那就无关月经的事了，要找宫颈出血的原因。

子宫器质病变。如果是宫腔出血，那就做个 B 超看看盆腔里有没有异常情况。比如，是否有子宫内膜增厚不均匀、宫腔赘生物、子宫肌瘤、子宫腺肌症等。这些疾病常常引起经期延长。

内分泌失调导致子宫出血。如果上述检查并没有显示异常，这时就要考虑到内分泌紊乱了。无排卵性异常子宫出血是非常常见的导致经期延长的疾病，由单一雌激素作用，因缺乏黄体酮，雌激素会促进子宫内膜一直增长，增长到一定程度，子宫内膜就会开始撤退性出血。子宫内膜厚度不同，出血量也各有不同。还有一些女性虽然排卵了，但是黄体功能出现萎缩不全，本该一气呵成剥脱的子宫内膜便会放慢脚步逐渐脱落，导致月经迟迟不肯离去。

妇科炎症。盆腔炎症、子宫内膜炎等可能导致子宫血液循环不良或盆腔瘀血，引起月经过多和经期延长。

外界因素。熬夜、饮酒、压力过大、生病、吃了紧急避孕药、上了节育环、做了剖宫产等，这些都可能引起经期延长。在就诊的时候一定要告诉医生，由医生判断是否和这些因素有关。

与妊娠有关。多见于宫外孕、自然流产等。可能有人会问来月经了，还会是怀孕吗？其实有些时候这个出血是怀孕之后异常的阴道出血，只不过出现的时候正好是月经该来的时候，很多人误以为是月经，所以一般医生会查一下尿或血的 HCG 排除怀孕可能。

月经期间一洗澡，量就变少，是什么原因？

月经期是可以洗澡的，只要水温合适，不仅不会导致月经量变少，反而可以促进血液循环，使代谢加快，起到使月经更加顺畅的作用。

有些人在月经期间一洗澡，量就变少，这可能与洗澡水温太凉有关，过凉的水会导致身体血管收缩，月经量就会减少。所以经期洗澡，水温很重要，要用温热水。洗澡后一定要用毛巾迅速擦干，穿好衣服注意保暖；并且一定要洗淋浴，不可以坐浴和泡澡，避免洗澡水进入阴道或者子宫造成感染。

月经异常

常见的月经异常包括：经期异常、月经周期异常、周期规律性异常、月经量异常。

经期异常

经期时间超过 7 天，称为经期过长。常见于子宫肌瘤、子宫腺肌症、子宫内膜息肉、子宫内膜增生、剖宫产术后子宫瘢痕憩室等妇科疾病；还有一些内科疾病和外科疾病也会引起经期过长。

经期时间少于 3 天，称为经期过短。常见于卵巢功能衰退、宫腔粘连等疾病，多与月经过少的病因相同。

月经周期异常

月经周期频率超过 35 天，称为月经稀发。常见于排卵障碍，如多囊卵巢综合征。

月经周期频率少于 21 天，称为月经频发。常见于子宫肌瘤、子宫腺肌症、子宫内膜息肉、子宫内膜增生等引起月经过多过长的疾病。

周期规律性异常

是指在近 1 年的时间内月经周期的变化。周期时间变化 ≥ 7 天，为不规律月经，如月经周期 28 ～ 45 天，周期时间变化的幅度超过了 7 天。周期时间变化 < 7 天，为规律月经，如月经周期 28 ～ 32 天，周期时间变化的幅度 < 4 天。

月经量异常

女性月经稀稀拉拉，首先考虑是否由多囊卵巢综合征所引起的。多囊卵巢综合征，主要表现为月经失调、多毛、黑棘皮症、肥胖、双侧卵巢增大。可以通过激素水平化验和超声检查来判断。

月经稀稀拉拉的也不能排除是其他疾病所引起的：

生殖道疾病。宫颈疾病如息肉和宫颈癌，子宫疾病如子宫内膜炎、子宫内膜息肉、黏膜下肌瘤、子宫内膜癌等。

系统性疾病。如再生障碍性贫血、血小板减少和严重肝功能不全。

部分女性使用激素类药物,如紧急避孕药、短期避孕药,用药方法不当,也可能出现月经异常。还有一些女性因放置宫内节育器不当而出现月经异常,所以日常应注意经期卫生,保持外阴清洁。

遇到月经异常需要做哪些检查?

有 5 项基本检查最好先做一下。这样查下来,大多数月经不调的原因就能知道了。接下来再根据具体的月经情况来做相应的检查。

① 血或尿 HCG,排除怀孕。

② 妇科检查。这项看似简单,但能获取的信息非常多,能初步判断血在宫颈还是子宫腔内,是否有宫颈息肉或者宫颈病变。

③ 妇科 B 超。

④ 如果出血比较多,查个血常规,看看有没有贫血。

⑤ 抽血检查性激素,排除是否内分泌紊乱。

⑥ 月经量大。查 B 超、血常规、性激素六项。

⑦ 月经量小。查性激素六项、甲状腺功能、卵巢功能。

⑧ 月经推迟。推迟 35 天不用担心;推迟 3 个月的话,先检查 HCG,再做 B 超、性激素六项。

经前期综合征

　　姑娘们，在来月经前你有没有这样的感觉：瞅啥啥不顺，哪哪儿都不舒服，甚至暴躁地想打人。男朋友/老公只能小心翼翼伺候着你。其实呢，这就是经前期综合征（Premenstrual Syndrome, PMS），它是指女性在月经周期的后期（14～18天，即黄体期）表现出的一系列生理和情感方面的不适症状。一般不影响工作、生活，等月经来了自然就好。

来月经之前，身体的一些反应

　　脸部爆痘。经期前一个星期，由于体内激素水平波动，皮肤出油变多，可能会长痘。不过别担心，等月经结束了，痘痘就会消失。

　　胸部变大，摸上去还有点痛。这也是因为体内激素水平波动，跟爆痘一样，月经来了就能缓解。

　　腰部酸胀。切记，千万不要捶。这时我们的盆腔器官处于充血状态，敲打只会加重充血，让你更酸痛。

感觉腹部像是被人踹了一脚。这种情况下可以多喝热水，也可以吃点榴梿。榴梿是一种温热性的水果，具有驱寒的作用。

但是如果出现焦虑、抑郁等症状，已经严重到影响工作和生活了，这就需要引起我们注意了，最好开始调整一下自己的生活习惯，比如说按时睡觉，尽量不熬夜，少吃刺激的食物，减少盐的摄入，适当补充一些维生素，多运动，分散注意力等。

除此之外，还可以在医生的指导下使用短效避孕药来降低激素水平，以缓解焦虑或抑郁。严重焦虑或抑郁的，一定要去看医生，及时调理身体。

经期注意事项

不要戴美瞳。在经期，体内雌激素会引起眼部血管扩张，眼压比平时高很多，所以这个时候最好让我们的眼睛休息，不要再给它增加负担了。

不要刮痧、拔罐、打耳洞。不要让自己痛上加痛了，因为在经期凝血功能直线下降，这时候如果有伤口，很容易出现血流不止、伤口发炎的情况。

不要坐浴、汗蒸、同房。否则，妇科疾病容易找上门，女孩子一定要好好爱惜自己的身体。

女生都会有经前期综合征吗？

国外有研究表明，经前期综合征的发生率为30% ~ 40%。我国研究表明，50% ~ 80%的育龄期女性至少有过一次轻度的经前期综合征，其中30% ~ 40%需要治疗，2% ~ 10%严重影响正常生活。

经前期综合征的确切病因不明，目前的研究认为，其可能与精神因素、社会因素、卵巢激素失调和神经递质异常等有关。经前期综合征的种种表现，绝不是故意的"作"。

症状不严重的女性，可采取规律的有氧运动，避免应激等不良生活事件，调整睡眠习惯等方法改善症状。症状严重的女性难以自控，正常生活都可能受到影响，需要在医生指导下辅以药物治疗，如复方口服避孕药、选择性5-羟色胺再摄取抑制剂、促性腺激素释放激素（GnRH）激动剂、抗抑郁药等。

所以，各位男士们，千万别在老婆"大姨妈"来访之前惹她生气。

月经用品该如何挑选?

女性月经期间都会使用卫生用品,市面上的卫生用品五花八门,该如何选择呢?

经期可使用的卫生用品一般有:卫生巾、卫生棉条、月经杯。

初始使用难易程度:卫生巾 < 卫生棉条 < 月经杯

最简单的是卫生巾;卫生棉条虽然对于新手来说不太友好,但也是一回生二回熟,用一段时间就能很熟练地掌握了;而月经杯的使用和更换就相对比较麻烦了。

更换频率:月经杯 < 卫生棉条 < 卫生巾

月经杯最好在 12 小时之内更换一次;卫生棉条要在 8 小时之内更换一次;卫生巾最好在 4 小时之内更换一次。

价格:月经杯 < 卫生巾 < 卫生棉条

这是按照长期使用的标准来计算的,月经杯的单价比较贵,但如果是长期反复使用的话，月经杯综合来讲是价格最低的。

侧漏可能性：卫生棉条 = 月经杯 < 卫生巾

在侧漏方面，卫生棉条和月经杯要比卫生巾好，卫生棉条和月经杯是放在体内的，除非没放好，一般不会侧漏，而且在使用这两种卫生用品时是可以去游泳的。

如何挑选卫生巾？

卫生巾是女生经期必备品。在经期时，女性的宫颈口是打开的，自身免疫力相对会下降。如果不注意，细菌很容易进到宫腔，妇科疾病很容易找上门，所以卫生巾的安全、卫生特别重要。在挑选时，应注意以下几点：

透气性要好。阴道的皮肤需要一个非常透气的环境，如果封闭得太严实，就容易滋生细菌，引起身体健康问题。

吸水性强。卫生巾如果吸水的速度比较慢，吸收的效果差，会导致经血反渗，甚至是返回阴道，这样就会非常不卫生，而且影响身体健康。

选择无香、无药物成分的。很多卫生巾都添加了一些药物、香精、荧光剂等化学成分，这些化学成分使用久了，可能会削弱私处的自净能力，所以尽量选用一些纯天然成分的卫生巾。经常过敏的人可以选择纯天然植物提取物做的卫生巾。

单片独立包装的卫生巾。在使用之前是完全没有打开的，可以避免感染，也方便携带。建议容易过敏的女生选择棉柔面料的，量大的女生可以选择网面面料的。

符合国家标准 GB 8939-1999/ 卫生标准 GB 15979-2002。一定不要买含绒毛浆的卫生巾，也不要买清凉型的卫生巾。尽量选择距离生产日期比较近的，如果要网购卫生巾，最好提前问下客服，临近保质期的就最好别买了。

如何使用卫生巾？

① 准备一包没有用过的卫生巾，最好是带护翼的，可以有效防止侧漏。

② 将卫生巾贴在内裤的裆部，两边的护翼往下折叠固定住贴的位置。

注意：非经期不要用护垫。最好 2 ～ 3 小时更换一次卫生巾，在更换卫生巾前后都要洗手。

如何挑选卫生棉条？

长导管棉条。整个导管长度比较长，尾巴上有助推器，使用的时候只需要正常推动尾部导管和前面导管重合即可。比较顺滑好推入。

短导管棉条。长度上基本只有长导管的二分之一，相较长导管粗一点，和口红大小差不多。使用时需要拉出后半部分导管，别太用力拔，不然容易拉出去，推入没有长导管那么稳定。设计相当于折叠伞，方便携带。

伸缩导管棉条。集合了长导管与短导管的优势，使用前和短导管长度一样，使用时把助推器拉出，听到"咔嗒"一声说明固定好了，就可以正常使用了。

指入式棉条。没有任何助推器，需要用手指推进去。这里不建议新手尝试，除非你十分有把握第一次就成功。

卫生棉条和卫生巾一样有大小选择，棉芯直径大小相当于卫生巾长短，棉芯越粗，吸收量越多。

棉芯直径 1 厘米，相当于 230～250 毫米卫生巾吸收量，建议初次或者正常经量使用。

棉芯直径 1.2 厘米，相当于 250～300 毫米卫生巾吸收量，适合量多或夜间使用。

棉芯直径 1.4 厘米，相当于 300～420 毫米卫生巾吸收量，适合量超多的经期第 2～3 天使用。

注意：晚上使用卫生棉条时，在体内的时间不要超过 8 小时。

如何使用卫生棉条?

没有性生活经历的女生也可以使用卫生棉条,女生的处女膜是有弹性的,卫生棉条完全能通过。但是如果觉得不会使用或者不想使用的话,也可以选择其他卫生用品。

卫生棉条使用要点:一拉,二推。

首先把棉条拉出来,听到"咔嗒"一声,然后用一根手指抵在推管上,把它轻轻推进去,留个小尾巴在外面,更换卫生棉条时,往外一拉就可以了。

如果放进去之后没感觉,那就是放对了。如果有异物感,可能是没放到位,可以拿一个新的卫生棉条再试试。

如何挑选月经杯?

月经杯,也就是经血的暂时储存器。它的原材料是硅胶或者乳胶,跟卫生巾不一样,它可以连续用 12 小时,清洗后还能反复使用。月经杯的原材料分乳胶、医用硅胶和热塑性塑料 3 种,其中医用硅胶相对比较安全。根据生育情况,可选择不同大小的月经杯。

生育情况	月经杯尺寸
年轻未生育	s
生过一个宝宝	m
生过两个宝宝或以上	l

如何使用月经杯？

① 洗干净双手，然后把月经杯用开水消毒 5 分钟，每次使用之前都需要先消毒。

② 折一折，让它变小一点，最常见的折法就是郁金香式、C字形和 7 字形。

③ 选一个自己喜欢的折法塞入，如果没有什么异物感，那就放对了。

④ 取出月经杯。注意，一定要捏住杯子底部，解除真空，才能拔出来。

关于月经杯的小问题

没有性生活经历的女生可以使用月经杯吗？

月经杯的确会比卫生棉条大一些，一进一出，有些女生可能操作不当会损伤处女膜。如果你比较在意这个问题，那还是别挑战使用月经杯了。

长期使用月经杯，会导致阴道松弛吗？

阴道松弛这个概念本来就是相对的，阴道具有良好的延展性和弹性，它就像皮筋，撑久了确实有可能会变松，但是如果你不长时间用它，它还会恢复原来的松紧程度。所以，使用月经杯短短几天不会导致阴道松弛。

使用月经杯不舒服是否有调节的方法？

其实使用月经杯时，放的位置很重要。如果位置正确，基本上没有什么感觉，更谈不上疼痛。所以如果想使用月经杯，不妨多练习练习，也借机更加深入地了解自己。好了，说了这么多，使用还是不使用，选择权交给姑娘们自己。

卫生用品的存放

在非经期，卫生用品最好干燥密封存放。很多人为了方便使用，直接把卫生巾放在卫生间里。其实这种保存方法是不可取的，大多数卫生巾的包装都不是真空密闭的，长时间放在潮湿的环境里，可能还没打开用呢，细菌就已经超标了。

如何清洗月经杯？
需要购买专用的月经杯洗液吗？

初次使用前将月经杯放入沸水中，煮 5 ~ 10 分钟就可以！条件允许的也可以准备一个专门用来煮月经杯的不锈钢锅，这样比较注重卫生的女生，在每次使用前都可以煮一次月经杯。当然这一步只是刘姐的小建议，月经杯只需保持定时的清洁即可。

考虑到有些小伙伴会有旅行或者在外出差的情况，想要清洗月经杯，洗完手后到公共卫生间的隔间，用面巾纸或者湿巾清洗，条件允许的记得要用干净的饮用水清洗。如果月经量不是很大，等回家之后再清洗更换也是可以的哦。毕竟月经杯置入体内的最长时间可以达到 12 小时。

清洗月经杯用一般的杀菌清洁液即可，但如果需求比较高的姐妹，可以使用专门的月经杯清洁液。

痛经

痛经分为原发性痛经和继发性痛经。原发性痛经是没有病变的疼痛，约有 90% 的女生属于原发性痛经；继发性痛经是由体内脏器病变引起的。

原发性痛经

原发性痛经的病因分为机械因素和内分泌因素。有些女生天生子宫颈狭窄或者子宫过度弯曲，导致经血排血不畅，为了让经血顺利排出，身体就会自动分泌前列腺素。如果前列腺素分泌过多，就会使子宫过度收缩导致痛经。

继发性痛经

继发性痛经就是除了原发性痛经之外的所有痛经。继发性痛经的病因多种多样，比如盆腔炎、子宫内膜异位症、子宫腺肌症等。简单一句话：继发性痛经就是妇科疾病引起的，需要及时去医院就诊。

引发痛经的几种原因

很多女性都经历过痛经，而引发痛经的原因有很多，常见的有以下几种：

子宫内膜异位症

子宫内膜组织生长在子宫腔以外的部位，但同样受周期性卵巢激素的影响，经期发生增生、出血、外流时会引起腹部疼痛，若与周围组织粘连还会加重痛经症状。

子宫由三层组织组成，里面是子宫内膜，中间是肌肉，外面是一层和腹膜一样的浆膜。正常情况下，子宫内膜应在肌层下面、宫腔里面，它们之间有界限。但是如果它"离家出走"了，出现在子宫腔以外的部位，就是子宫内膜异位症了。

检查方法	特点
超声检查	最为常见
妇科检查	最简单经济实用
盆腔 CT 或磁共振成像	可以明确诊断，但费用比较贵
血清 CA125 检查	对于早期患者诊断意义不大，而重症患者血清 CA125 水平升高明显，变化范围大
腹腔镜检查	是诊断的"金标准"，腹腔镜微创可以在术中进行确诊，同时可以取病灶进行活检，甚至切除异位病灶、囊肿，达到治疗的目的

那是不是做完手术之后就能够使卵巢功能恢复呢？由于子宫内膜异位症是一种具有恶性侵袭行为的良性疾病，术后复发率比较高，不孕的发生率也比较高，因此，术后卵巢功能的恢复情况因人而异，术后的长期管理、卵巢功能的保护也尤为重要。

子宫腺肌症

"离家出走"的子宫内膜进入到子宫壁的肌肉组织，每来一次月经，子宫内膜就会发生充血肿胀、出血，子宫肌层变得越来越大，引起严重痛经。也可使前列腺素合成代谢异常，体内前列腺素含量过多，子宫收缩过强，从而导致痛经。

检查方法	特点
B 超检查	月经干净后 3~7 天最佳
磁共振成像检查	速度快、分辨率高，价格略贵
病理检查	有一定痛苦性，不作为首选

子宫腺肌症患者，首先会有痛不欲生的那种痛，尤其是月经时，止痛药可能也不见效。有些人可能出现腰疼、腿疼、背痛、肛门坠涨感等症状。患病时间越长，怀孕的概率越低，一方面宫腔环境恶劣，受精卵不能正常发育；另一方面病灶导致输卵管不通及粘连，影响受精。

子宫腺肌症还会导致月经周期延长，月经量增多，甚至引发贫血。

子宫腺肌症发病原因：子宫内膜受损。多次妊娠及分娩、人工流产、慢性子宫内膜炎等，造成子宫内膜基底层损伤，子宫内膜就乘其薄弱点入侵子宫肌层。高水平雌孕激素刺激也可能是促使子宫内膜向肌层生长的原因之一。还有就是家族遗传因素。

如何预防子宫腺肌症？

做好计划生育，尽量少做或不做人工流产和刮宫；有妇科疾病及早就医，避免过多宫腔操作；月经期要做好自身保健，不要剧烈活动，注意控制情绪，不要生闷气，否则会导致内分泌的改变；经期禁性生活；注意保暖防寒；饮食应富含足够的营养，纠正偏食等不良的饮食习惯，不宜贪食刺激性或寒凉食物等。

巧克力囊肿

巧克力囊肿是指子宫内膜异位生长于卵巢内，在卵巢内形成大量黏稠咖啡色像巧克力状的液体。巧克力囊肿患者多数来月经会痛，但具体程度有一定的个体差异性。子宫内膜"离家出走"后最喜欢安家的地方就是卵巢，所以又叫"卵巢巧克力囊肿"。它可以是单侧，也可以是双侧，甚至会使肚子看起来像是怀孕 5 个月大小。在临床上，因为巨大卵巢巧克力囊肿破裂或者扭转做急诊手术的青少年女性不在少数，无性生活的青少年女生也多见。

检查方法：常见的是 B 超检查、腹腔镜检查、后穹隆穿刺检查。

子宫肌瘤

子宫肌瘤主要与雌激素分泌有关。小的子宫肌瘤不会引起痛经，子宫肌瘤大于 4 厘米会压迫盆腔神经，造成痛经。

如果子宫肌瘤长在子宫下段，甚至宫颈肌瘤压迫宫颈管，导致经血流出不畅，可造成痛经。痛经不一定与子宫肌瘤数目、大小有关，如果子宫肌瘤数目较多、较小，但未压迫盆腔神经、宫颈管通路，则一般不会引起痛经。

其他原因

盆腔炎、盆腔粘连、炎症性肠病、肠易激惹综合征、肌筋膜疼痛综合征等也会导致痛经。

另外，痛经的女性在经期易出现心烦易怒、忧郁、过度敏感等负面情绪。这些不良情绪或使子宫峡部张力增加而引起痛经，或可导致心理失衡，痛阈降低，或引起神经内分泌紊乱而刺激子宫引起痛经。

缓解痛经的方法

女性在月经期间都会出现不同程度的痛经症状，常见的缓解痛经的方法有如下两种：

物理方法。贴暖宝宝、喝热水，其原理是通过热量加快前列腺素代谢，来缓解痛经，主要靠热量发挥作用，效果因人而异。

药物方法。非甾体类抗炎药物，是目前临床上运用的一线药物，主要是通过抑制减少前列腺素来缓解痛经，有肠胃疾病的不建议使用。临床上常用的有布洛芬、乙酰氨基酚。至于成瘾性和耐药性，大家不用担心，每次月经时使用的剂量，身体很快就会将其代谢出去了。有些镇痛药是缓释的，需要提前 1 ～ 2 天吃，这样来月经的那天才会发挥作用。

注意：不来月经，前列腺素无法合成，就不会痛经了。

短效避孕药可以缓解痛经吗？

姐妹们，你是否有很多问号？实际上，避孕药不只用于避孕，在治疗一些疾病的时候（如调理内分泌、调月经），也常常会派上用场，今天我们就来给避孕药"正名"！

目前人们所说的"避孕药"，是指"短效复方口服避孕药"。它的有效成分通常是一种雌激素加上一种孕激素，不仅可以避孕，还有调节月经、缓解痛经，治疗多囊卵巢综合征、皮肤痤疮，以及降低卵巢癌、子宫内膜癌的发生风险等妙用。

注意事项

① 短效避孕药最麻烦的一点就是要每天服用，如果漏服，尤其是漏服较长时间，容易造成意外怀孕，因此为缓解痛经等最好是调好闹钟，每天定时服用。

② 服用避孕药初期，有些女性可能出现短期不适，如头晕、恶心、食欲减退等。漏服避孕药还可能会出现阴道不规则出血。随着服药时间的延长以上反应多会逐渐消失，如果身体不适持续存在，应该尽早就医，更换药物或者选用其他方式。

③ 短效避孕药不是所有人都适合服用，像长期吸烟的人、高血压患者、乙肝患者等并不适合服用口服避孕药。建议女性在购买、服用短效避孕药之前，先询问医生的专业意见。

④ 口服避孕药不能预防性传播疾病，如果你属于非固定性

伴侣的人群，或者对性伴侣的健康状况不太确定，还是建议使用安全套。

⑤ 避孕药直接作用于排卵环节，对性行为本身没有任何干扰，因而不影响男女双方的体验感。

喝红糖水真的能缓解痛经吗？

答案是：不能。红糖的主要成分是糖，糖只能为人体提供能量，没有缓解痛经的作用。之所以有那么多人认为喝红糖水能够缓解痛经，是因为他们觉得红糖有补血的功效。这更是一种误区了，红糖没有补血的功效，红糖中铁的含量非常低，并且不能很好地被人体吸收。

在喝完红糖水以后，女性会感觉舒服一些，其实纯粹是热水的作用，热水能够促进血管扩张，会让女性肚子暖暖的，自然产生了一定的缓解痛经的作用。

红糖水不会缓解痛经，喝多了还会让女性长胖。

姐妹保健室

痛经，生完孩子就会好吗？

坊间传言不可信，生孩子就是生孩子，哪有那么多奇妙的功效。确实有些女性生完孩子不痛经了，但那可能是因为她本身子宫位置异常，顺产之后子宫颈管扩张，改善了这个情况，所以就不痛经了。有些女性痛经是因为子宫内膜异位症导致的，病灶一直存在，这个就只能通过吃药或者其他治疗解决。

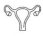 ## 这些事情在月经期间可以做吗?

女性在月经期间抵抗力会比较弱,需要格外注意爱护自己,此时就要知道哪些事情是可以做的,哪些事情是不可以做的。

月经期间可以吃杧果吗?

可以。月经期间适量吃鲜杧果是可以的,杧果里面含有丰富的粗纤维以及维生素,但不建议摄入太多,以免刺激子宫收缩导致经期腹痛症状加重。

月经期间可以吃巧克力吗?

可以。女性经期适量吃巧克力,能够快速补充身体能量,还能缓解压力、消除紧张,对于缓解经期综合征有积极的辅助作用。

月经期间可以吃海鲜吗?

可以。如果经期没有明显不舒服,可以适量吃海鲜,但是一定要煮熟煮透,防止有寄生虫。对海鲜过敏的女性,不仅经期不能吃海鲜，平时也要注意避免摄入。

月经期间可以吃辣椒吗？

如果你日常有吃辣椒的习惯，而且比较擅长吃辣椒，在经期也是可以吃的；如果不太能吃辣且很少吃辣，经期则要少吃或不吃辣椒。

经期是否可以吃辣椒要因人而异，如果在经期出现身体不适症状，要及时就诊。

月经期间可以吃冰激凌吗？

如果你吃完没事儿就可以吃，但有痛经的人还是忍忍吧，等经期结束再吃比较好。

月经期间可以吃香蕉吗？

可以。香蕉中钾元素含量丰富，可以补充机体所需要的营养，但是香蕉性寒，要尽量避免一次性吃太多香蕉，否则可能会导致胃肠功能紊乱，出现痛经、腹泻、腹胀等不适症状。

月经期间可以喝咖啡吗？

可以喝，但是因人而异。如果你在经期喝咖啡并无不适，就可以喝；如果你喝完之后引起腹痛或者经血量改变，就最好不要喝。

月经期间可以喝酒吗?

不建议喝酒。月经期间饮酒可能会加速血液循环,使盆腔充血加重。如果饮酒量过多,可能会导致女性月经过多,月经淋漓不尽等。

月经期间可以喝碳酸饮料吗?

可以。碳酸饮料含有的成分,可以帮助身体补充所消耗的能量。不过要注意适量饮用,而且不要喝冰冻的。

月经期间可以游泳吗?

不可以。月经期间,宫颈口处于开放状态,游泳时水内的细菌有可能进入宫腔,容易引发疾病。如果水温过凉,还可能会导致月经不调。

月经期间可以拔牙吗?

不建议,可能会出血多。月经期间女性自身免疫力和凝血功能处在偏低状态,拔牙有可能会引发大出血和不易止血。

月经期间可以做手术吗?

不适合手术,但急诊手术除外。月经期间患者的身体处于充血状态,比较虚弱,而且血液不易凝固,如果手术过程中出血量过多会加大止血的困难,所以不建议月经期间做手术。

月经期间洗澡会导致月经量变少吗？

一般只要做好保暖工作就不会。如果你洗澡出现了月经量减少的情况，后面最好就不要洗了，因为月经期间，女生的毛细血管呈现出扩张的状态，身体的抵抗力较低，容易着凉。

月经期间可以去汗蒸吗？

不建议。汗蒸容易导致月经量增加，月经时间也会延长。而且汗蒸之后容易被细菌感染，大量出汗身体可能会虚脱。

月经期间可以吃柚子吗？

可以。柚子含有多种维生素和粗纤维，具有活血化瘀的功效，可以帮助经血从体内顺畅排出，还有助于提高身体的免疫力。

月经期间吃多了也不会胖是真的吗？

不是真的，该胖还会胖。月经只是正常的生理现象，胖通常与经期无关，因此经期吃得胖或者吃不胖的说法都不是真的。如果经期女性长胖了，可能与不注意饮食、身体患有某些疾病有关。

月经期间吃止痛药会产生耐药性吗？

不会。痛经需要到医院做全面的检查，明确原因，有针对性地治疗，才能真正有效缓解痛经。

月经期间可以有性生活吗？

绝对不可以。女性在月经期间宫颈口处于比较开放的状态，容易引发妇科炎症，情况严重的还会导致细菌上行感染，从而引发盆腔炎症。

月经期间可以泡脚吗？

可以。来月经的时候，最好是每天晚上泡脚，这样更加有助于腿部的血液循环。

月经期间是黄金减肥期吗？

不是。因为在月经期身体的免疫力和抵抗力都是比较低的，减肥有可能引起内分泌失调，引发痛经。

月经期间却意外泡在洪水中该怎么办？

长时间浸泡在洪水中，不仅阴道炎感染的风险上升，还可能诱发其他皮肤问题。出水后请立刻清洗外阴，换上干净衣物和卫生巾。还要密切关注自己的身体变化，如果发现阴道分泌物颜色异常、有异味，请尽快寻求医疗帮助。

姐妹保健室

当高考赶上"大姨妈"该怎么办？

月经周期规律且经期没有明显不适的考生，尽量避免使用药物。有经前期综合征、痛经、月经量过多或者严重贫血等不适症状的女生，为了不影响高考那几天的状态，确实可以通过药物来推迟或者让经期提前。

可以服用一些低剂量复方短效口服避孕药，如优思明、优思悦等。

如果没有及时在月经前5天服用复方短效口服避孕药，可以在月经后半周期补充孕激素来调节月经周期。推荐药物及剂量：微粒化黄体酮（每天200～300毫克）、地屈孕酮（每天10～20毫克）。

使用方法：在月经周期的第15～20天开始补充孕激素，一直用到考试结束后再停药。会在停药一周内来月经。

也许有人要问："这些都是激素，会不会伤害身体啊？""推迟以后，月经会不会变得乱七八糟啊？"

请大家放心，上述两种方法短期使用并不会干扰之后的月经周期。如果真要说有影响的话，那就是对于原本月经不调的患者，如此用药会有"调经"的治疗作用，只要本身没有用药禁忌证，完全可以放心服用。

但一定要在医生的指导下使用，千万不能自己盲目使用，这些方法毕竟干扰身体正常的内分泌水平。

另外，也必须时间足够"提前"，如果月经"近在眼前"甚至已经来了，那还是趁早断了延迟月经的念想吧。

月经过早或过晚来

女生在青春期时都会面临月经初潮，如果月经初潮来得过早或者过晚都不是好的，父母应该重视起来。

月经早来

月经早来一般是性早熟

性早熟主要有三大特征：第一是出现第二性征，孩子 8 岁之前出现乳房发育，女孩在 10 岁之前出现月经初潮；第二是生长过快，孩子在 10 岁之前突然长个儿非常快，比同龄孩子快很多；第三是骨龄比实际年龄提前 1 年以上。

如果发现孩子生长过快，建议直接去正规医院检测骨龄，做进一步检查。

性早熟带来的影响

性早熟对小孩的影响主要是两个方面：一是影响成年后的身高。因为骨龄超前，就比别人少长 1 年以上，本来可以长到 162 ~ 163 厘米的，最后只有 156 厘米。

二是影响孩子心理性格。如果孩子发育早了，外观上看起来可能就和班上其他女同学不一样，孩子可能会担忧、害怕等。

性早熟预防

不要给孩子乱吃补品，因为很多补品含有高蛋白和高微量元素，会促进孩子骨龄提前发育和造成生长潜能下降。尽量少给孩子吃油炸食物，特别是炸鸡、薯片等，同时要合理运动，避免肥胖。

尽量不要给孩子化妆和染头发，因为相关产品可能会有重金属或者雌激素。避免给孩子看那些亲密的图片、视频等。

如果月经过早来了，应该怎么办？

月经初潮之后的一段期间身高还会继续增长，所以要想让孩子再高一些，千万不要错过这最后的一段时期。

① 做好科学的营养补充，这样才会有助于孩子身高的增长。但是要注意千万不要出现营养过剩，因为营养过剩会加速性早熟。

② 让孩子拥有充足的睡眠，因为在睡眠当中孩子体内的生长激素分泌会更加旺盛，有利于身高的增长。

③ 让孩子多参加体育运动，通过锻炼能够促进骨骼进一步发育。

④ 必要时可以咨询医生，是否使用药物干预治疗。

月经过早来之后，应该如何消除心理影响？

性早熟的女孩，往往会出现第二性征，可能会受到同龄人的嘲笑，被孤立。

首先家长需要正视现实，稳定情绪、控制情感，提高心理素质，帮助女生正确对待性早熟，使其身心得到健康发展。

其次应告知性早熟不过是性发育提前而已，不必惊慌，要正确对待自身变化，克服自卑、恐惧心理，正常开展与家庭及同伴之间的人际交往。

对已有月经的女孩，还要教会她注意月经期的生理卫生，懂得乳房、生殖器部位的自我保护。

姐妹保健室

女生月经早来之后，就不长个子了吗?

大部分女孩子来月经时骨龄是 12 岁半，来月经之后，身高还是会继续长一些，平均还有 5 ~ 7 厘米的生长潜能。

但是有些女孩子骨龄 12 岁就来月经，相应的有 8 ~ 10 厘米的生长潜能。也有特别消瘦的，月经来得比较迟，来月经时骨龄已经 13 岁，生长潜能也只有 3 ~ 4 厘米。所以来月经时的骨龄不一样，生长潜能也不一样。女孩在月经初潮后，身体可能会增高慢一些，但不是说绝对停止生长，人的最终身高和日常饮食、遗传因素有很大关系。只要注意营养均衡，睡眠充足，多运动，还是有长高空间的。

月经晚来

超过 16 岁还没来月经，这就要当心了。可能有以下几个原因：

① 属于原发性闭经，需警惕处女膜闭锁，要立即到医院检查治疗。原发性闭经的病因比较复杂，最好根据具体病因采取相应的治疗措施。

② 是先天性无子宫或子宫发育不全，最好到医院做个妇科
　　B 超看一下子宫发育情况。如果是子宫发育不良造成的，
　　尽早治疗能取得好的治疗效果，如果是先天性无子宫，
　　治疗难度比较大。

③ 是内分泌等原因，如先天性性腺发育不全导致女性不来
　　月经，内分泌失调或雌激素分泌障碍也会出现不来月经
　　的问题。

④ 是疾病引起的，要了解具体病因。

为什么 18 岁了，还没来月经？

女孩 18 岁不来月经，一般是由内分泌系统问题和妇科疾病等引起。

内分泌系统问题。月经与内分泌系统密切相关，尤其是内分泌系统分泌的雌激素、性激素、黄体酮和促黄体生成素。这些激素可以直接或间接地调节女性的月经，如果这些激素异常，可导致月经推迟。

妇科疾病。常见的如子宫内膜炎和盆腔炎等，炎症会破坏子宫内膜和输卵管正常的分泌功能，导致经血产生或排泄过程异常，从而导致月经推迟。

月经晚来需要治疗吗？

姐妹保健室

处女膜闭锁导致经血无法外排，进而给女性带来一系列的不适和疼痛。处女膜闭锁的治疗相对简单，只需在处女膜位置轻轻划两刀即可解决。

如果是子宫发育不良造成的，尽早通过药物治疗能取得好的治疗效果。如果是先天性无子宫，治疗难度比较大。

内分泌失调或雌激素分泌障碍原因，需要去正规医院做专科检查，在医生指导下用药物治疗。

闭经

闭经是指女性已经过了青春期，还没到更年期，也没有怀孕，却没有来月经的情况。

原发性闭经。是指女性在 16 岁之后从未来过月经。在女性 16 岁之后仍未见月经初潮，或以往月经正常，这次连续 3 个周期或连续 6 个月未见月经来潮就算是闭经了。闭经并非月经失调，而是在整个月经周期中完全没有出现月经。

继发性闭经。是指原本月经周期正常的女性，连续 3 个周期不来月经。

原发性闭经较少见，多数是因为遗传因素或者先天性发育异常所引起。最常见的是继发性闭经，原因大致是以下几种：

① 常见为应激性闭经，比如遭受精神打击，或是分手导致情绪激动，或周围环境改变，造成下丘脑抑制，从而导致月经延迟和闭经。

② 运动性闭经，多见于运动员，在持续剧烈运动后会出现。如果体脂减少30%就会出现闭经，这和机体的应激反应有关。

③ 神经性厌食和过度减肥引起的闭经。除闭经外，还表现
　 为极度消瘦、皮肤干燥以及血压降低等。

④ 器质性闭经，比如下丘脑 - 垂体肿瘤，子宫内膜结核破
　 坏内膜，或人工流产手术造成刮宫过度，以及产后清宫
　 术损伤内膜，导致宫腔粘连或者宫颈管粘连而出现闭经。

⑤ 药物性闭经，如患者长期服用抗精神病药物、抗抑郁药
　 物、避孕药都会出现闭经，不过大部分这种闭经一般在
　 停药以后都可恢复。

⑥ 卵巢早衰所引起的闭经。如果女性在 40 岁之前卵泡衰竭
　 就会出现卵巢早衰，伴随的就是通常所说的更年期症状。
　 此外，同样甲状腺功能出现问题也一样会造成闭经。

闭经应该如何恢复？

应激性闭经、运动性闭经、神经性厌食和过度减肥引起的闭
经，一般是暂时性的，经过好好调养身体，是可以恢复月经的。

应激性闭经。如果长期处于情绪抑郁的状态，会直接影响卵
巢功能，加重闭经。应该主动避免精神紧张与不良刺激，以免气
血紊乱，影响月经的正常来潮。学会调整心态，不必过于焦虑，
放松心情。多和家人朋友沟通，多外出走动。

运动性闭经。减少运动量，适当运动，不要盲目追求低体脂。可以选一些低强度的有氧运动，每次运动时间不宜过长，运动期间多摄入碳水，保持健康的体脂水平。

神经性厌食和过度减肥引起的闭经。保持每天进食充足，摄入足够的热量，多吃碳水和脂肪适当增重。减重的前提是身体因为肥胖而不健康，BMI 指数在正常范围内（18.5 ～ 24.9）并不需要额外减重。

先调整生活方式，如果仍然未见效，就需要在医生指导下使用药物来调理月经了。

姐妹保健室

闭经对身体还有哪些影响？

闭经多伴有乳头白色溢液、脱发、头痛、视力变化、多毛、盆腔疼痛、痤疮等，可能还会造成不孕。另外，如果闭经是由雌激素水平过低所引起，那么患者的骨质疏松风险也会上升。所以姑娘们，一旦真的出现闭经的情况，一定不能大意，请及时去医院调理身体。

第二章

读懂两性健康

两性健康是指
男性和女性在性行为和情感方面
保持良好的身体和心理健康。

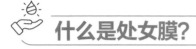

什么是处女膜?

处女膜是长在阴道口处的一圈环状肉瓣，呈粉红色。正常的处女膜本身就有开口，它不是封闭的，否则每次月经得从哪里流出来?

处女膜有一定的厚度，一般在 1 ~ 2 毫米。你拿尺子比对看看，2 毫米大概有 20 页书的厚度了!

处女膜的作用

保护阴道，阻碍细菌入侵。在没有性生活之前处女膜是闭合的，病毒和细菌不容易入侵。有了性生活后，处女膜会破裂，相当于失去了一道天然的屏障。同时，性生活可能会使细菌和病毒进入到阴道，影响阴道和宫颈黏膜。

对处女膜的误解

许多人对处女膜存在误解，以为它只是像窗户纸那样的一层完好的封闭薄膜，在初次体验性生活时会被阴茎穿破，从而带来疼痛和出血。甚至使用卫生棉条会导致处女膜破裂。而更可怕的是，这种常识的缺失和误解，更多时候存在于女性群体之中。

事实上，在生理形态上，处女膜大多呈环状结构，而有些个体甚至先天没有处女膜。此外，处女膜还有可能在跑步、骑自行车等剧烈运动中意外破裂。

因此，处女膜的存在并不是对某种特定身份的证明，而是对女性自身的提醒：在身体生理发育未成熟时，要懂得自我尊重和自我保护。

姐妹保健室

如何正确看待所谓的"处女情结"？

"处女情结"这个词相信大家都不陌生，有不少姑娘被这个词所困。在电视剧中也不乏一些女性角色因为和自以为是真爱的初恋发生了关系，结果却遇渣男。谁知这段经历却被第二任男友以所谓的"处女情结"为由嫌弃，男方甚至连具体的借口都懒得找。像这样因为不是处女而影响关系的情况至今也仍然存在，这是客观事实。

如果连你自己都十分在意是不是处女这件事，那么很大概率你会遇到一个同样在意的男人；如果你自己没把它视为问题，那么很大概率你遇上的男人也不觉得这是问题。物以类聚，人以群分，任何事情都同理。

真正自信的女人，根本不会对处女情结有那么强烈的反应，因为她们并不那么在意别人的想法。对自己有助益的良言，可以多听多想；已经发生的不可更改的事情，别人说三道四当耳边风就好。

性行为前一定要知道的事

女生没有绝对的安全期，即使在安全期之内也有可能会出现排卵紊乱或即兴排卵的情况。所以女生在任何时候都要做好避孕，而且要做到全程避孕。

一定要避开月经期同房，在月经期同房容易导致感染。

同房的时候一定要注意力度，力度过大容易导致女性的阴道壁或者外阴损伤。所以同房之后如果流血多或者疼痛感比较剧烈，要及时到医院就诊。

一定要注意卫生，最好用清水清洗干净后再同房。

女生们，一定要记住，性行为之前一定要戴避孕套，无套不"啪"，避孕套不仅能帮助避孕，还能有效隔绝一些性传播疾病和妇科疾病。

姐妹保健室

为什么要全程避孕？

中途戴套肯定不可行。要知道，男性受到刺激后，会有少量的精液伴随着体液流出。只要双方生殖器有直接的接触，经过摩擦刺激，可能会流出稀薄的前列腺液，而前列腺液里面就含有少量精子。如果没有安全套的防护，就要承担意外怀孕风险了。

关于初次性行为

有些女生的处女膜本来就很厚，第一次同房的时候没有被完全破坏，就不会流血；一部分女生的处女膜本身就很薄，在平常锻炼、跳舞时就有可能已经撕裂了，所以第一次同房也不会流血。处女膜的学名叫阴道瓣，由于处女膜可能会因为意外破裂，所以通过处女膜判断是不是处女不够准确。女生们一定要学会好好爱自己，不要为自己是不是处女而纠结，不要在意那些因为你不是处女而别扭的男生，更不要被那些有不正确性观念的异性影响。

女生第一次都会很痛吗？

小说里往往营造出第一次性生活是非常疼痛的气氛，而事实上第一次破膜本身并不是很痛。

为什么在第一次时处女膜会破裂呢？处女膜弹性比较差，其上有个处女膜孔，在第一次性生活中不足以容纳男性的性器官，一般会在钟面定位的 4 点和 8 点位置发生破裂，往往还会有少量出血。不少女性对初次性生活破处感到很紧张，在男方生殖器插入时感到剧烈疼痛，甚至无法完成性生活。

处女膜只是一层薄膜，撕裂的过程一般是有限的轻微疼痛。初次同房的剧烈痛楚与处女膜关系不大，其实可能是女性发生了阴道痉挛。

什么是阴道痉挛？

女生阴道口周围环绕着很多肌肉，在初次性行为时，这些肌肉过于敏感就会不由自主地收缩，同时伴有剧烈疼痛，令男性性器官难以插入阴道。这时切莫粗暴地强行插入，以免发生外阴插伤，甚至形成外阴血肿。

对于阴道痉挛的治疗原则主要是消除心理障碍，鼓励伴侣双方一起参加治疗，互相配合，改掉不良性行为和习惯，多进行情感交流，培养默契配合性行为。

其次可以在医院或在家里进行行为治疗。充分做好润滑，用类似阴茎形状的物体试探进入，轻轻地进进出出。先从形状较小的物体开始放入，适应后逐渐放入大一点的，最后放入和勃起阴茎一样大的物体进行模拟治疗。一段时间之后，便可逐渐消除阴道痉挛与疼痛感。

女生在初次性行为出血后需要护理吗？

第一次性行为后少量出血是不需要特殊治疗的，这种情况属于正常的生理反应，一般 2～3 天会自行愈合。但是如果出血比较多或者持续时间长，需要去医院检查。性生活后要注意外阴清洁，避免感染，一般 3 天之内不要再次性生活。

初次性行为的其他注意事项

做好安全措施。只要没有生育需求，一定要严格做好避孕措施，如全程正确佩戴避孕套等，以免意外怀孕。人工流产会对身体和今后生育带来不良影响。不能把安全期同房、体外排精、口服紧急避孕药等作为常规避孕措施。

注意外阴卫生。性生活前要注意外阴清洁卫生，男女双方都要用温开水清洗外阴部位，防止把病原菌带入阴道。性生活后女性及时排尿，可以降低患尿道炎概率。

防止发炎。处女膜在破裂时会产生不同程度的疼痛感和少量的出血，由于女性生理构造比较特殊，因此要注意做好清洁消毒的工作，避免引起感染。假若疼痛难忍或者出血量很大，就要及时就医。

观察月经周期。做好安全措施的性生活不会影响月经周期，但由于第一次性生活双方都没有经验，如果性生活后出现月经延迟，就有怀孕的可能。可以在同房后半个月用验孕棒或者早孕试纸检测自己是否怀孕。

姐妹保健室

体验性生活前，应该想清楚的问题

在开始初次性行为之前，除了看自己有没有成年，也要想清楚这几个问题：

你真的知道如何做好安全措施吗？

你真的已经完全做好思想准备了吗？

你会认为第一次是"给"吗？

你需要对方为你的第一次负责吗？

如果分手了，你会后悔是和这个人发生的第一次吗？

不洁性行为
会给身体带来哪些伤害？

不洁性行为主要是指不安全的性行为，包括一夜情、性伴侣过多等；也指性行为不干净、不卫生，如没有清洗干净就进行性行为，相比前者，这种情况危险性要小一些。

不洁性行为会增加阴道炎、宫颈炎、盆腔炎的发生概率，严重时会导致输卵管阻塞积水，引起不孕不育。

HPV感染常常与不洁性行为密切相关，宫颈癌前病变或者宫颈癌主要致病因素是HPV感染，所以女性一定要注意性伴侣的挑选，最好固定一个性伴侣。

不洁性行为可能会引发梅毒、艾滋病、尖锐湿疣、淋病等性病。这就严重得多了，有可能一辈子都携带这种病毒。不专一的性生活，正好给性病的传播提供了温床。过去是从一而终，可现代社会逐步开放的性观念，让很多人对待"性"变得更加随意。而发生性行为时不戴避孕套，又给这份随意增加了无数的风险。

性行为后别忘了这些事情

彻底清洁私处。女生在性行为后应彻底清洁私处，以减少感染妇科疾病的可能性。如有明显阴道出血，应注意保持阴道清洁，避免出现感染或炎症。

注意休息。虽然在第一次性生活后会因处女膜破裂而出现明显的疼痛症状和阴道出血，是一种相对正常的生理现象，但也应注意休息，此时不要剧烈运动。

观察身体变化。一旦发生性关系，可能会怀孕，特别是在没有任何避孕措施的情况下进行性行为，怀孕的概率会更高。因此，必须观察身体的变化，警惕意外怀孕。女生应该学会保护自己，如果感到不适，请及时就医。

性行为前后应该如何正确清洗？

性行为前应该先洗个澡，不但女性要洗，男性更应该在事前清洗私处。阴茎是男性的生殖器官，包皮和龟头之间常会藏纳一些污垢，在性行为前必须清洗，并且要上翻包皮，把冠状沟和内皮彻底洗干净。否则容易把细菌带入女性阴道，引起妇科炎症。

女性的外阴有许多皱褶，内含汗腺、皮脂腺以及阴道分泌物，而且女性的阴道位于尿道和肛门之间，与两者的距离都很近，非常容易受到细菌感染。因此，女性在性行为之前也必须清洗私处，否则细菌就会被带入阴道，不仅容易引起妇科炎症，而且可能感染男性，造成男性包皮龟头炎，甚至引发尿道炎。

性行为之后，建议使用流水来清洗，而不是用卫生纸或湿巾简单擦一下了事。这么做有两个好处：一个是降温，缓解同房后的不适感；另一个是用流水清洗能更好地清洁死角。

性行为之后的生殖器是比较脆弱的，所以建议大家在清洁完之后，换上干净的内裤。

女性清洗外阴时，要注意清洗的方向，即水流和手的运动方向都应该是从前向后，而不能从后向前，以免将肛门部位的细菌带入阴道。在局部清洗时，要从大阴唇内侧开始，再向内清洗小阴唇、阴蒂周围及阴道前庭，然后清洗大阴唇外侧、阴阜和大腿根部内侧，最后清洗肛门。阴蒂包皮常有包皮垢，尿道旁腺开口于前庭，前庭大腺开口于小阴唇内，这些部位常为细菌潜伏处所，一定要认真清洗。

姐妹保健室

是否需要清洗用品或者专门的洗具?

性行为后要遵循常规阴道清洗的原则,建议用凉或温白开水对外阴部位进行清洁,注意是外阴,不要对阴道内部进行冲洗。最好使用流动的水清洗。

正常情况下,女性阴道内的菌群大部分都是乳酸杆菌,它可以有效地阻止其他有害病原菌对私处的伤害,且菌群处在一种动态平衡的状态,拥有自我恢复的功能。而阴道冲洗剂就相当于"杀伤性武器",杀灭病原菌的同时,也会对乳酸杆菌造成致命性的打击。虽然短时间是干净了,但长远来说,会破坏阴道的自我修复能力。

同样,阴道冲洗,是用像阴道冲洗器那样的器具来插入阴道进行冲洗,也是不行的。多次阴道冲洗会让乳酸杆菌的数量明显减少,阴道内 pH 值发生变化,使免疫系统的自我防御能力下降。通常只有在做手术、治疗盆腔的妇科疾病之前,医生才会建议患者进行阴道冲洗。

其次,无论是"医"字头的还是"健"字头的私处清洁用品,都不能预防性病。性行为后用各种私处清洁用品冲洗阴道是不能把这些致病物质清洗掉的。如果仅是作为辅助清洁用品是可以的,但要注意选择 pH 值弱酸性的比较好。

哪些情况不能有性生活？

生理期间不能有性生活

在生理期间，女性的阴道分泌物会被经血中和，呈现出碱性，碱性的环境是培养细菌的理想环境，而且生理期间女性的子宫内膜处于脱落状态，子宫当中有伤口，子宫口也呈现出稍微开合状态，这时候过性生活很容易带入细菌，从而导致生殖器官发炎。

怀孕初期和末期不能有性生活

怀孕初期即怀孕 1～3 个月，胎儿还不是十分稳定，性生活容易导致流产。

孕晚期即怀孕 8～10 个月，胎儿已经发育成熟，此时孕妇的肚子变大，体力消耗会增加，性欲会减退。如果进行性行为，容易引起宫缩，造成早产、胎盘早剥等严重后果。

做妇科检查前

在做白带常规、HPV 以及宫颈脱落细胞等妇科检查前不能有性生活，这些检查是在阴道后穹隆和宫颈处取样，只有提取足够的样本量，才能保证结果的准确性。如果在检查前有性生活，容易使细菌进入阴道，而且残留的精液也会影响检查结果。

急性炎症期

急性炎症期包括子宫内膜炎、肛周感染、阴道炎、宫颈炎、盆腔炎、外阴炎以及尿路感染等。急性炎症期间人体组织浮肿、充血、易破溃，此时如果盲目进行性生活，会加重炎症，导致感染扩散，病情也会越来越严重。

姐妹保健室

在妇科检查前几天内不能有性生活？

做妇科检查前至少 3 天之内不能有性生活，因为性生活后会影响阴道内环境并残存有精液，这样会影响留取的样本，从而影响检查结果。3 天之内也不能阴道放药，阴道里都是药渣，检查结果可能就不准，钱不就白花了？

同房时小腹疼或阴道出血是怎么回事?

　　同房时小腹疼痛或阴道出血的原因很多，比较常见的如第一次性生活、阴道壁息肉、宫颈病变等。如果是第一次性生活，可能会因为处女膜破裂引起少量出血，出血时间不会很长，1～2天的时间就可以自行恢复。如果出血持续时间长，需要去医院做妇科检查。不排除是同房时用力不当引起阴道撕裂伤，最好根据检查结果对症治疗。

　　如果不是第一次性生活，阴道出血可能是阴道壁破损出血、宫颈部位病变、月经出血等。出血量较大需要排除月经的可能，然后通过 B 超检查，了解是否子宫内膜异常脱落导致的不规则出血。检查阴道以及宫颈部位，了解是否存在阴道壁息肉、宫颈糜烂、宫颈癌等异常病变，再根据具体的检查结果进行对应的处理。

　　还有一种可能是黄体破裂。黄体是卵巢上的一个纤体组织，能分泌雌激素和孕激素。黄体并不是一直存在于体内的，它一般在排卵期后出现，并在月经到来前退化消失。黄体内分布着很多细小的血管，一般会自己破裂出血。有时候感觉到轻微的腹痛，可能就是黄体正在进行自我修复。但是如果从轻微腹痛变成了持续疼痛，可能就是黄体自己破裂了。

黄体还会因为外力作用而破裂。剧烈咳嗽、过量运动、同房激烈、便便用力等，都可能会导致黄体破裂，其中同房激烈是众多因素中出现最多的，同房后如果腹部剧烈疼痛、出血等最好及时去医院。我曾经在门诊碰到过女生在黄体期跳健身操而诱发黄体破裂的，可以想象这个活动量得多大。

同房后外阴疼痛，可能是外阴炎或阴道炎。平时要注意保持外阴清洁，注意休息，配合医生治疗就好了。

黄体破裂需要立刻去医院吗？
如果硬撑可能会产生哪些后果？

肯定必须去医院。而且一旦诊断黄体破裂，医生还会建议你住院观察。可能有人会问，"有这么严重吗？"

黄体破裂有时只是出现轻微的一侧下腹部疼痛，破裂黄体中的毛细血管会慢慢愈合，仅仅流出少量血液而且能自行吸收。但黄体破裂严重时，会有难以忍受的腹部疼痛，破裂后血液会流向腹腔，女性会有持续性腹痛，甚至会发生出血性休克，其主要表现是大汗淋漓、血压突然下降、头痛头晕以及四肢冰冷，如果不及时治疗可能会危及生命。

性生活的一些知识

现在很多年轻人缺乏健康的性知识，主要原因是我们性知识教育不足，以及年轻人的性知识学习来源。下面普及几点正确的性生活知识，希望姐妹们都能做好自我保护。

性生活可以帮助减肥吗？

不能。性生活一般指性行为或者同房，虽然能消耗一定热量，但离减肥还有很大距离，毕竟还要考虑强度和时长。

性生活属于有氧运动，有氧运动超过 30 分钟，脂肪开始大量消耗，才能有效减肥。而大部分人性生活的时长都在 7 ~ 13 分钟。其次，一般的次数达不到减肥效果，报道中有情侣每天发生性生活 3 次，品品这个频次，每天！还 3 次！每天都进行性生活，即使你愿意，肾也受不了。

指望靠性生活减肥，一点都不靠谱！想要减肥，还是老老实实管住嘴迈开腿吧。

长期没有性生活会影响身体健康吗？

答案是不会有任何影响！但总有些不懂的人会相信谣言，比如长期没有性生活可能会造成月经失调、内分泌失调、痛经，等等，其实这些与长期没有性生活毫无关系。

无论你单身与否，还是现实问题，长期没有性生活，其实没什么大事，只要身体健康，就不用担心这些问题。最后，身体是自己的，请爱惜它！

性生活后排尿时总感觉到刺痛是怎么回事？

可能是尿路感染，尿道和阴道的位置比较近，性生活的刺激可以导致泌尿道感染。特别是在性行为时可能会用手去触摸外阴，如果手没有洗干净，或者用力过大，都会导致外阴黏膜损伤或者细菌侵入。还可能与阴道黏膜损伤有关，那么小便后阴道口可能会刺痛明显。

性生活可能会导致哪些传染病？

淋病。淋病多发于性活跃人群，常有婚外性行为或有嫖娼史。与淋病患者共用物品，如浴巾、被褥、马桶等，也会交叉感染。淋病者表现出尿频、尿急、尿痛、尿道口流脓，以及宫颈口、阴道口有脓性分泌物。

艾滋病。艾滋病通过性行为、血液、母婴方式传播。艾滋病危害性极大，主要攻击人的免疫系统，破坏免疫功能。艾滋病毒感染初期基本上没有任何症状，病毒潜伏期平均为 8 ～ 10 年。

梅毒。梅毒是由梅毒螺旋体引起的慢性传染病，在艾滋病出现前曾是性病之首。和艾滋病一样，主要的传播方式有 3 种，性传播、母婴传播和血液传播。感染梅毒可能导致患者不孕不育，并引发一系列并发症。

尖锐湿疣。尖锐湿疣一般是通过性接触传播，但约有 5% 的病人是通过非性行为间接接触感染，在肛门、生殖器部位出现单个或多个乳头状、菜花状的赘生物。尖锐湿疣会削弱抵抗力，长期反复发作还可能癌变。

阴虱。阴虱一般指阴虱虫。它寄生于人体毛发中，是一种能引起瘙痒的皮肤接触性传染性寄生虫病。常为夫妇共患，而以女性为多见。

生殖器疱疹。生殖器疱疹主要为 HSV-2 型感染所致，生殖器、会阴及外阴部周围的大腿和臀部皮肤会出现疱疹、溃疡及点状或片状糜烂。

女生如何在性生活中保护自己？

做好避孕措施。采取不佳或者不采取避孕措施的性生活是造成多次妊娠及反复人工流产的重要原因。在几分钟的人流手术中，会有出血过多、子宫穿孔、脏器损伤、羊水栓塞等风险。为了自己的身体着想，最好无套不同房。

拒绝不洁性行为，爱护自己。随时警惕，和越多的人进行没有防护的性行为，就越可能感染性病。

注意性伴侣的症状。假如对方阴茎、阴道或肛门里面、表面或四周有任何不寻常的分泌物、伤口、脓疱、伤肿、肿块、酸痒或疼痛，做检查总是一件睿智的事，同时停止性活动。假如已经和可能感染性病的人进行了性行为，请及时去医院做检查。

有症状要及时看医生，否则感染会加重，也可能已传染给另一个人。

假如性行为活跃，请定期做医学检查。由于可能得了性病而从未出现任何症状，因此请不要等到察觉有问题时才去做检查。请计划一年至少接受一至两次检查，以确定未受感染。女性每年应做乳房及盆腔检查，假如检验结果显示感染性病，请告知伴侣，以便对方及时接受治疗，使彼此不会再重复感染。

请对医生坦白说明情况，不要犹豫隐瞒，这时候隐瞒病史会导致医生误诊，对自身健康不利。

正确使用避孕套。姑娘们，一定要记得，在你还不打算怀孕的情况下，避孕套始终是首选的避孕方法。

过早性行为的危害

女生性行为过早对身体有很大的危害，发生性行为一般在 20 岁后最理想，至少要等到 16 岁之后。

由于女孩子的生殖器官还没发育成熟，尤其是宫颈，抵抗力比较弱，过早发生性行为容易造成组织损伤，会增加感染 HPV 和患宫颈癌的概率。女生 20 岁以前结婚，患宫颈癌的概率是 26 岁以后结婚的 7 倍。

女生身体，一般可以发育到 18 ～ 20 岁，如果过早发生性行为，会导致发育迟缓甚至停滞。

女生在懵懂时，大部分都不懂如何保护自己，加上年龄小，缺乏性知识，会有早孕、感染性疾病等一系列的风险，甚至可能会造成心理影响。

过早发生性行为会引发妇科病吗？

容易引发妇科炎症，严重的可导致不孕。在女性生殖器官完全发育成熟之前，体内的雌激素含量较低，使得阴道弹性很小，阴道壁的皱褶也没有发育完全，在这种情况下发生性行为，很容易造成女生的外阴或者阴道挫伤、撕裂。

另外，成熟女性的输卵管内壁存有一些绒毛结构，可以阻碍致病微生物通过输卵管造成卵巢或盆腔的感染。但如果过早发生性行为，绒毛结构还没有发育好，也就无法有效地将致病菌或者病毒拦截在外了。因此，过早性行为有引发盆腔炎、盆腔感染的风险，甚至有可能发生输卵管堵塞、粘连等情况，造成不孕。

此外，由于当事人身心发育不够成熟，对于性行为的健康、安全等自我保护意识不够强，非常容易发生如事前事后清洁不足引发生殖系统炎症，没有做好保护措施被性传播疾病找上门，意外怀孕等严重损害身心健康的事情。

如何避免过早发生性行为？

对性有正确的认识

很大一部分女生是在男孩子的哄骗下，与其发生了性关系。对性生活没有了解，压根不知道自己在做什么，认为那只是一个游戏而已。

请少女们正确认识性，现在网络发达，想要了解性生活相关知识，非常简单。要记住过早发生性行为是不好的，所以未成年少女不要与男孩子有过多的亲密接触。

不要过早谈恋爱

现在有很多少女非常早熟，小小年纪就谈恋爱。未成年人的主要任务是学习，获取知识让自己健康成长，而不是谈恋爱。虽然说进入青春期之后，性开始萌动，但是要克服冲动，不能过早地谈恋爱。

了解过早性行为的危害

建议女生们平日里要多看书，了解、学习生理方面的知识，如月经期的护理，过早发生性生活的危害，产生性冲动的原因等，从而帮助自己爱护身体。

想要避免过早性行为，首先要做好家庭教育，父母不要觉得孩子还小，或者觉得不好意思就一直没给孩子做性教育。尽早和孩子沟通，向孩子传输科学、正确的性知识。最好在孩子可能有性行为之前带孩子接种 HPV 疫苗。

如何有效避孕?

　　避孕作为生殖健康中的一个重要概念，是全面性教育的重要内容。

短效避孕药

　　短效避孕药是由雌激素和孕激素配制而成的复方药物，之所以"短效"，实则是因为其剂量低，外来的激素会给垂体一个信号"体内的激素已经够啦"，然后垂体就对卵巢发号施令"不要再生产激素了"，卵巢被雌孕激素的假象诓骗了，蒙圈的卵巢一直不排卵，从而达到避孕目的。

　　短效避孕药不仅在避孕水平上遥遥领先（紧急避孕药的避孕效率为80%左右，短效避孕药的避孕效率可达98%～99%），还能很好地模拟体内雌孕激素水平，所以临床上经常用于治疗月经失调、子宫异常出血等。

　　短效避孕药（如优思明）从月经第一天开始吃，连续服用

21 天，然后停 7 天，停药的第 2～3 天，会出现撤退性出血，这是一种正常现象。还有很多人反应月经量变少了，这其实也是正常的。

短效避孕药的种类

① 妈富隆和欣妈富隆这对姐妹的孕激素都是去氧孕烯，避孕效果良好，还可以调经和治疗痛经。属于明星产品，性价比高。

② 达英 -35，"多囊"的姐妹可能很熟悉，孕激素是环丙孕酮，是目前降雄效果最好的避孕药，所以临床上用来治疗痘痘、多毛和多囊卵巢综合征。

③ 优思明和优思悦这两姐妹的孕激素都是屈螺酮，这种孕激素是新型的，接近天然的孕激素，关键是它不会造成水钠潴留，也就是说不发胖。

妈富隆及达英 -35 均为一盒 21 粒，连续服用一盒，停药 7 天，第 8 天开始服用第二盒（停药期间会有撤退性出血）。

优思明一盒为 21 粒，连续服用一盒，停药 7 天，第 8 天开始服用第二盒（停药期间会有撤退性出血）；优思悦一盒为 28 粒，连续服用 28 粒，无须停药，继续服用第二盒（因每盒的最后 4 粒为空白片，其间会有撤退性出血）。

单纯避孕，又想性价比高的，那就选择妈富隆；多囊卵巢综合征伴有多毛、高雄的，可以选择达英 -35；不想水钠潴留的可以选择优思明，不差钱的可以选择优思悦。但是请记住，短效避孕药最好在医生的指导下使用。

短效避孕药会影响我们的健康吗？

短效避孕药里面的雌激素和孕激素含量较少，基本 1 ～ 2 天就能完全代谢掉了，所以不会对身体造成额外负担。如果想要停止避孕，在停药后来一次月经后就可以了。

如果漏服了怎么办？

如果漏服未超过 12 小时，立即补服就可以。如果漏服超过 12 小时，避孕效果可能降低。

漏服时间	处理	随后 7 天是否需要避孕套
第一周	立即补服	是
第二周	前 7 天正常服药，立即补服	否
	前 7 天漏服 1 片，立即补服	是
第三周	补服同时无须停药，服完本盒药后开始下一盒	否
	停药 7 天（包括漏服的那天），随后服用下一盒	否

若连续漏服 2 片，发现时立即补服 2 片，第二天再服 2 片。从发现之日开始，随后 7 天应同时采取避孕套。

若连续漏服 3 片或 3 片以上，等于这轮药物没用了，应直接开始下轮服药，并在开始漏服药物后的 7 天内采取屏障避孕。

注意：如果在服药的 3 ~ 4 小时内呕吐，说明药物的活性成分可能还未被完全吸收，如同漏服 1 片药，应及时补服。

短效避孕药还能治疗痘痘、月经不规律？

短效避孕药每天给予身体少量的激素，模拟女性月经周期，能使月经规律，还能帮助减轻月经前不适、缓解痛经等。

短效避孕药祛痘，原理就是其中的雌激素和孕激素直接作用于雄性激素，改变体内激素水平，促进皮脂腺趋于正常。

短效避孕药虽然有调经、祛痘的作用，但是女生们一定不要自行服用，因为月经问题和长痘不一定都是内分泌导致的，像子宫肌瘤、多囊卵巢综合征都会导致月经异常。如果擅自服用，可能会加重病情。

长期吸烟，年龄大于 35 岁，有中风、缺血性心脏病史的女性也不适合服用，所以用药前，一定要先咨询医生。

短效避孕药避孕靠谱吗？

第一次吃短效避孕药，需要连续吃 7 天以上才能起作用，所以避孕的女生一定要在服药 7 天后才可以开始无措施。

短效避孕药是临床上常用的一种避孕方式，主要适合于性生活频繁，不愿意使用避孕套的女性。短效避孕药中含有微量的雌激素和孕激素，可以让你维持在一个假怀孕的状态，因此有些人在服用初期可能会出现恶心、呕吐的反应，这些症状一般在 2～3 个月后消失，身体以为自己怀孕而不会再排卵。

短效避孕药的常见误区

① 误以为避孕成功率低。短效避孕药的原理是抑制排卵，起到避孕作用，使用正确的话，避孕成功率可以高达 99%。

② 误以为会影响生育能力。它只是抑制排卵，不会影响卵巢功能，更不会影响女性生育能力，如果有备孕计划，提前一个月停药就可以了。

③ 误以为会发胖。有可能。因为避孕药里含有孕激素会促进人体的合成代谢，雌激素会引起水钠潴留，导致体重增加。但是最新一代避孕药已经不存在这种问题了。所以，与其担心吃短效避孕药会发胖，不如先做好避孕措施。

短效避孕药的禁忌

在选择服用避孕药之前，一定要详细阅读药品说明书，并咨询妇科医生。以下这 4 类人群最好不要服用短效避孕药：

① 有凝血功能障碍病史或家族遗传史的高危人群。

② 抽烟成瘾的患者。每天抽烟的量 ≥ 15 支且年龄 ≥ 35 岁的女性尤其要注意。

③ 肥胖（BMI ≥ 28），接近绝经期的女性。

④ 有偏头痛的女性。吃短效避孕药可能会增加脑血栓的风险。

紧急避孕药

紧急避孕药是在性行为发生后采取的避免非意愿妊娠的避孕措施。紧急避孕药是避孕手段之一。

什么是紧急避孕药？紧急避孕药有哪些？

紧急避孕药就是高剂量激素类药物，主要成分为左炔诺孕酮。其作用机制是通过使受精卵不易着床子宫，从而使其自然死亡，通过阴道排出体外。

紧急避孕药作为一种事后的补救措施，只是一种紧急挽救的手段，它只对服药前 72 小时内的无保护性行为起避孕作用，因此不提倡常规服用。

紧急避孕药物越早服用越靠谱，时间越久避孕失败的可能性越大。而且就算及时服用了，由于它是"亡羊补牢"类的措施，避孕成功率也只有 80% 左右，远远低于常规避孕手段。

紧急避孕药该怎么吃？

如果超过了 72 小时，又在 120 小时之内，可以到医院跟医生说明情况后，根据医生的指导使用米非司酮来干预。紧急避孕药只管服药前发生的事，对之后的事没有预防作用，服药越早，预防妊娠效果越好。

吃了避孕药结果怀孕了，孩子能要吗？

吃了避孕药还是有可能会怀孕，所以避孕药最大的副作用就是不避孕。紧急避孕药在体内代谢的时间短，一般不会对胎儿造成影响。实在不放心，可在怀孕 2 个月左右做个 B 超检查，如果一切正常，那就证明胎儿健康；如果出现流血且 B 超证实胎停，建议尽早进行人流手术。

使用紧急避孕药后，同房可以不避孕吗？

一定不可以！因为服用紧急避孕药，只对上次同房起作用。如果再次无措施同房，就需要再吃一次药。可是，短期内多次服用紧急避孕药，会增加避孕失败和月经紊乱的风险。

服用紧急避孕药可能出现哪些情况？

出血是比较常见的一种情况，临床上多称为撤退性出血。育龄妇女在月经周期的不同时间内服用紧急避孕药，对月经的影响也有所不同。如果是在前半个月经周期内服用，可能对妇女的月经干扰较大，容易出现阴道出血；在后半个月经周期内服则对月经干扰较小，如果出血量与平时月经量差不多，可将其当作一次月经。

也有极少数的女性，在口服紧急避孕药以后，出现了乳房胀痛、头痛、头晕、乏力等，这些症状一般较轻微，持续时间不超过24小时。

如果服用后2小时内发生呕吐，就需要尽快补服一片。如果服药后3周无阴道出血，或持续阴道出血，又或腹痛，应及时到医院检查。

短效避孕药和紧急避孕药的区别

紧急避孕药的成分是左炔诺孕酮，副作用比较大，是事后救急吃的。短效避孕药一般是孕激素和雌激素的复合片，原理是服用后，让身体误以为怀孕了，身体就不会再排卵，以达到避孕目的。

短效避孕药的安全性是比较高的，因为药片中含有的雌、孕激素非常少，可以很快代谢掉，对身体的影响很小。备孕时，即刻停药就可以了。只要按时按量吃，避孕成功率可以高达99%，比避孕套都要高。

注意：一定要按说明书吃，1天1片，吃满每个周期。初次服药的前 1 天还是做好措施，从第 8 天开始规律吃药的时候，可以不使用避孕套了。

紧急避孕药1年不能吃超过3次是真的吗？为什么？

任何医学权威机构都没有指出紧急避孕药只 1 年吃 3 次，没有规定服用紧急避孕药不能超过多少次！世界卫生组织（WHO）表示无明确证据显示重复使用紧急避孕药会造成任何健康风险。

就算女性在一年内已经服用超过 3 次，在需要服用的时候还是得服用。因为对于一些并没有怀孕打算的女性，一旦怀孕就需要进行人工流产，人工流产所带来的伤害要远大于紧急避孕药。

可能紧急避孕药有一定的副作用，但是它并不会导致女性不孕，比较常见的副作用有恶心呕吐、月经不规律等。

紧急避孕药并不是一种常规的避孕措施，而且它还存在着一定的失败率，所以还是要选择一些其他的避孕方法，如避孕套、避孕膜等。

避孕套

避孕套又称安全套、保险套、如意套等。避孕套最主要的作用是避孕，同时还能降低感染艾滋病和淋病的概率，防止精液过敏，延长性交时间，降低患宫颈癌概率等。

避孕套有几种？

避孕套的材质有两种：乳胶材质、聚氨酯材质。

天然乳胶是一种普及度很高的材质，用的人也很多。不过天然乳胶的原料本身含有一种无法脱除的水溶性蛋白质，而人群中大概有 8% 的人对这种成分过敏，再加上天然乳胶没有办法做到更薄，这就注定乳胶材质没办法成为最好的材质。

聚氨酯是一种合成材料，具有强度高、致密性高、生物相容性等特点，优点是不会导致过敏，而且可以做到更薄，安全性更佳，导热性更好。

避孕套的型号

我国避孕套有三种型号：大号直径 35 毫米，中号直径 33 毫米和小号直径 31 毫米。大多数情况下，中国男性最合适的型号是中号。买太大或太小的避孕套，容易脱落、破裂，影响避孕效果。

避孕套的正确使用方式

① 在整个过程中都要用避孕套，不要在快射精的时候才用。

② 避孕套不要重复使用。

③ 购买避孕套的时候，选择合适的型号。

④ 在使用避孕套之前，一定要认真检查，如果出现过期或破口的情况都不能使用。

在存放避孕套时，注意不要接触酸、碱、油等物质，以免造成避孕套弹性下降、发脆。

避孕套破了，因为"鼓掌"太用力？

① 尺寸不对。如果买小了，再加上剧烈运动，避孕套的破损率会飙升。

② 戴法不对。如果戴套时没有捏住储精囊，那么在射精时避孕套可能会因为内部压力过大而破裂。

③ 数量不对。总有人说戴两个就能双保险，这是不对的。避孕套之间的摩擦，反而更容易导致破损。

选对尺码，用对方式，才能安全"开车"。

避孕套的保质期一般是多久？

一般避孕套的有效期是 5 年，2 年内的避孕套使用体验比较好。能否继续使用要看保存方式。如果是在阴凉干燥环境下，问题不大。如果是放在车里或卫生间，避孕套容易发脆，质感也变得略发涩，即使存放了 1 年最好也别用了。

结扎

结扎是一种绝育手术，是通过手术的方式将输送卵子和精子的通道切断，避免卵子和精子结合，以达到避孕的目的。主要用于无生育需求的女性和男性，或已经有孩子但无继续生育打算的女性和男性。

如果结扎后有生育需求，可以做输卵管或输精管的复通手术，但手术后成功怀孕的概率并不是 100%，有一定的风险性。所以如果只是暂时没有生育需求，但未来不确定是否继续生育，还是使用避孕套、口服避孕药等方式进行避孕比较好。

姐妹保健室

女性结扎后又想要孩子，还可以做手术恢复吗？

这种情况可以做手术恢复，叫作输卵管复通，是在腹腔镜下将输卵管阻塞部分、结扎后疤痕组织或炎症部分切除，并吻合两断端，使之重新恢复通畅。做这个手术前，医生需要先检查了解女性的身体情况，评估手术的可行性和成功率。

以下这些情况不适合做输卵管复通手术：因宫外孕或其他输卵管疾病，双侧输卵管已经被切除；患有不宜妊娠的疾病，如心脏病、严重高血压等；其他疾病急性期，如盆腔炎、结核性腹膜炎等。

那输卵管复通手术后受孕成功率高吗？受孕成功率受很多因素的影响，如结扎方式、夫妻双方身体状况、备孕年龄、日常生活调理和术后护理等。所以，准备再次怀孕的夫妇，最好先一起做备孕检查，充分了解自己的身体状况，尽早排除可能影响怀孕的不利因素。一般来说，如果只是输卵管不通的问题，通过复通术，术后的怀孕成功率高。

上环

"环"的专业名称是宫内节育器，"上环"是一种可以长期避孕的方式，对于夫妻生活有很大的帮助，男性无须使用避孕套，女性也无须服用避孕药。

但是上环后可能引起女性月经量多、不规则出血，以及轻度腹痛。含铜环可能会增加子宫内膜炎症的发生概率，但孕激素环有预防子宫内膜炎的作用。"环"毕竟属于异物，所以有下降、移位的风险。

上环后避孕的有效期是多久？哪些人群不适合上环？

塑料材质的环有效期是 5 ～ 10 年，金属材质的有效期是 10 ～ 20 年。上环的有效期虽然比较久，但是以下这些人不适合上环：

① 生殖器官有炎症的人，如盆腔炎、阴道炎等。

② 频繁来月经而且量多，或阴道有不规则出血的症状。

③ 患生殖器肿瘤，如卵巢癌、子宫肌瘤等。

④ 有非常严重的全身性疾患，如严重贫血、心力衰竭等。

⑤ 子宫颈口过松、重度撕裂，或者严重子宫脱垂者。即使放环也很容易脱落。

最合适的上环时间是什么时候？

一般来说，在月经来潮干净后的 3 ～ 7 天上环最好，因为这时子宫内膜重新生成，可以避免上环手术导致的子宫出血。

女性如果患有盆腔炎、阴道炎、性传播疾病或出现不明原因阴道出血等情况，都不适合放置避孕环。正确的做法是尽早治愈疾病，在医生的建议下，选择合适的时机放置避孕环。

术后多长时间适合上环？

① 顺产。刚生下宝宝时和产后 42 天检查时都可以上环。

② 剖宫产。视伤口恢复情况而定，一般最好在产后半年左右。

③ 人工流产。手术后宫颈口松，上环比较容易，故可以马上上环，避免重复手术。

姐妹保健室

上环后多久可以不避孕？

上环后一月之内不要同房，来过月经后需要去医院复查一下，看节育环有无下移。如果没有下移，就可以开始不用其他避孕方法了。

皮埋

皮埋，也就是皮下埋植避孕法，是一种新型避孕方式。皮埋就是将一定量的孕激素放在硅胶囊管中，然后将这个管埋植在我们的胳膊内，它会缓慢地释放少量的孕激素，从而达到避孕的目的。避孕成功率可以达到 99% 以上。

皮埋的伤口一般在 2 毫米大小，量相比宫内节育器，皮埋操作起来会不方便。另外，皮埋也会有一些副作用，比如出现不规则出血、经期延长、月经量减少、月经频发或者闭经等情况。还有一些人皮埋以后，会出现头痛、头晕、体重增加、情绪改变等不良反应。如果这些症状很重，影响到了日常工作生活，就要考虑取出皮埋，换成其他的避孕方法。

当然，这些副作用，只是一小部分人会有，大部分人都没有这些不良反应，大家记得到时候去正规医院操作就可以了。

皮埋的有效期是多久？到期后需要取出吗？取出后多久可以正常怀孕？

皮埋的有效期为 4 ～ 5 年，4 ～ 5 年后需要取出，取出后可以再次进行埋植或采取其他避孕措施。

取出皮下埋植剂后，其释放的激素在血液中的浓度很快就会下降，生育力即可立即恢复，没有延迟。90% 的女性可在取出后 3 ～ 4 周内恢复排卵。

哪些人群不适合皮埋？

哺乳期或近两个月内有人流、药流、引产史的女性；体重超过 70 千克的女性；有冠心病、周围血管病、脑卒中、血管栓塞史的女性；有肝硬化、肝脏肿瘤史的女性；近期检查有乳腺增生、卵巢囊肿、子宫肌瘤的女性。

皮埋的优点有哪些?

长效。一次皮埋避孕可以持续 4 ～ 5 年，有效期内无须采取任何其他避孕方式。适合较长一段时间内不打算要孩子的人。

简便。埋植手术时间短、痛苦小。

可逆。取出后能迅速恢复生育能力。

安全。只含孕激素，不含雌激素，有雌激素禁忌的女性可使用。孕激素可以减少月经量，所以皮埋适合于月经过多，甚至因此贫血的女性。

非避孕的健康益处。皮下埋植剂可改善痛经和经血过多，同时有助于防止盆腔感染性疾病。

皮埋方便有效，而且一次劳动多次享受，实在是避孕界的高手。所以有固定伴侣，追求性生活质量的女性，不妨试试它。

姐妹保健室

皮埋是否会影响女性皮肤状态?

任何药物都可能有副作用，皮埋也不例外，少数人会出现头痛、体重增加、痤疮、乳房压痛、情绪不稳定及腹痛等症状。通常在皮埋 1 年后这些症状会逐渐改善、消失。如果不能忍受，需要取出皮下埋植剂。

无效的避孕方式

　　安全避孕是女性维护自身健康必不可少的一项措施，如果避孕方式不可靠，很容易导致避孕失败。以下是常见的无效避孕方式：

　　第一次不会"中奖"。第一次性生活怀孕的可能性跟第100次没任何区别。不要觉得处女膜能挡住什么，经血就是从处女膜孔洞穿过的，精子当然也能。

　　不戴套事后立即冲洗。对于已经进入宫腔的"小蝌蚪"来说，冲洗阴道并无作用，还可能破坏阴道内环境，诱发细菌感染。

　　蹭蹭不进去。避孕失败率4%～27%。男性在兴奋关头，不容易控制时间和节奏，而且免不了有部分"小蝌蚪"外溢，这都是无法人为掌控的。

　　中途带套。这就无异于体外排精了。体液交换从接触的那一刻就开始了，过晚使用避孕套或者过早、过晚摘避孕套，只要有精子溢出就可能导致怀孕。所以，还是全程使用避孕套比较安全。

安全期可以。避孕失败率 5% ～ 25%。每个人的排卵期都不一样，有时候会受各种因素影响导致提前或者推后。

哺乳期不会怀孕。很多人觉得哺乳期没来月经就不会怀孕了，但没来月经并不意味着身体没排卵。产后 2 个月，就有一半以上的妈妈恢复排卵，也就是在恢复月经之前已经排卵了。要是不小心怀孕了，对于还在恢复期的女性来说伤害也很大，所以宝妈为了自己的身体也要坚决拒绝不负责任的避孕方式。

紧急避孕药当常规避孕手段。紧急避孕药含大量孕激素，易造成激素紊乱，而且也不能 100% 打包票。不过，如果发生了无保护措施的性生活，安全套破损、滑落，短效避孕药漏服，遭受性侵害等，谨记尽快服用。

避孕失败怎么办？

避孕失败后，马上排尿、清水冲洗、大跳、喝可乐等都没有用，这只是心理安慰。

应该尽快到最近的药店，买紧急避孕药。但是紧急避孕药不是正常避孕手段，不能长期用。

意外怀孕了，暂时还不想生孩子的，怎么办？

首先不管是人流或者药流，前提一定要确定是宫内孕。如果月经规律，一般在停经 35 天左右即可通过腹部 B 超确定宫腔内是否有孕囊，同时还要结合血 HCG 检查结果。切记宫外孕是不能做流产手术的。宫外孕是受精卵着床在子宫体腔以外的部位，比如着床在输卵管、卵巢、腹腔，甚至宫颈部位，但是宫腔内没有着床，没有孕囊。人流手术是通过吸宫的方法将宫腔内妊娠物吸出，从而终止妊娠，做人流只能是针对宫内孕。宫外孕大多数情况需要做腹腔镜手术治疗，或者通过杀胚的保守治疗方法处理。

药流

药流的最佳时间一般是在怀孕 49 天内。药流相对简便，不需宫腔操作，费用低。但是药流后流血时间长，而且等待时间长和持续时间长，会比较痛。尤其在服药后第三天腹痛比较明显，还有少部分人会出现恶心、呕吐、头晕、畏寒、手脚发麻等症状。

药流的成功率也不确定，成功与否，关键在于孕囊有没有排出、流产有没有完全，不完全流产就需要去正规医院做清宫手术，这个过程相当于二次伤害。

人流

人流的最佳时间一般是在怀孕 35 ～ 55 天。超过 3 个月就不能做人流了，只能做引产。人流属于门诊手术，时间短，不需要住院。手术过程几分钟，当天手术结束后就可以出院。

相对来说，人流痛苦小。无痛人流采取静脉麻醉，手术过程中就像睡了一觉，没有痛感且成功率高。一般选择可视无痛人流，即在 B 超监测下清除组织，可视度高，清除得比较干净。

但是人流的费用相较于药流要高一些。如果医疗器械消毒不合格或者人流手术室标准不合格，就可能导致患者在手术中感染，所以建议选择正规的医院。

人流和药流的区别

人流好还是药流好啊？其实这两种终止妊娠的方法都不好。

人工流产，就是医生用器械把子宫里面的东西取出来。这个过程看似不够温柔，但是医生会把里面的蜕膜取得相对干净一些，残留率低。这个手术很容易导致宫腔粘连或上行感染，造成输卵管堵塞，会引起宫外孕和内部出血。所以，一定要选择正规医院。有一部分女性，因为害怕被别人发现，会选择一些私人小医院做人流手术。而这些小医院存在各种安全隐患，比如医疗器械消毒不严引起病毒感染，手术设备和医生技术不过关致使不孕、宫颈疾病，等等。

药物流产是通过吃药使子宫收缩，然后自己把胎囊排出来。但排出来的只是胎囊里面的蜕膜部分，原来的子宫内膜部分，不是能马上排出来的，是靠后期慢慢地一点一点往出排，有时候得排十几天。其间可能会因为子宫收缩不良引起大出血，需要急诊清宫。而且这个方法残留率比较高，残留率能达到 10%。

药流可以用哪些药物？

药流一般吃米非司酮和米索前列醇。药流的第 1 天吃米非司酮，第 2 天观察，第 3 天吃米索前列醇。

整个怀孕过程都需要孕激素的支持，米非司酮有抗孕激素的作用，口服以后可以使体内孕激素活性下降，同时可以软化宫颈。服用米非司酮等于进行预处理，而米索前列醇能帮助子宫收缩，促使胚胎从子宫内排出来。

采用药物流产时必须到医院进行。因为在药物流产的过程中容易出现不完全流产，随时有大出血、腹痛加重的风险，出血到一定程度可能导致休克。虽然很简单方法，但是应用不好，危害也无穷。所以不要私自用药，一定要到医院寻求医生的帮助才好。

药流造成的伤害

易发生感染。药流一般奏效迅速，但子宫腔内的胚囊组织被排出的过程中如果没有清理干净，或者还有残余组织留在体内，则阴道流血的时间就会过长，容易发生感染，对身体危害大。

月经失调。药物本身含有激素成分，会让女性的卵巢功能运作受到抑制，甚至因此而影响卵泡的生长发育，影响到女性的月经来潮，出现术后月经失调的症状。

习惯性流产甚至不孕。药物流产次数过多，女性的子宫内膜损伤就会加重，并引起习惯性流产甚至不孕症。

姐妹保健室

流产注意事项

术前检查很重要

流产前检查主要包括血液检查（血常规、血型、凝血功能、肝肾功能、传染病八项等）、尿液检查、心电图检查、B超检查、阴道清洁度检查，等等。如果有妇科炎症的，就要控制炎症后才能进行手术，以避免手术过程中细菌上行感染到子宫。

流产后注意休息，定期复查

流产后要避免过度劳累，注意休息，增强机体对疾病的抵抗力，促进受损器官早日修复。饮食清淡，避免吃辛辣刺激类食物。流产后要定期复查宫腔内是否有残留，以及子宫恢复情况。

坚持做好避孕措施

流产后卵巢和子宫功能逐渐恢复，卵巢会按期排卵。因此，应及早选择可靠的避孕措施。流产手术只能作为避孕失败后不得已而采取的补救措施，必须坚持以避孕为主，不能把流产手术当作避孕手段。

人流后多久来月经？

做完人流手术之后，一般是 1 个月左右就会来月经。人流后月经恢复的时间也因人而异，会受多方面因素的影响。有的人会在 1 个月后来月经，而有人会在 2～3 个月之间恢复，最迟不会超过 3 个月。

如果在手术之后一直没有来月经，可能有以下这几种原因：

① 月经不调。少数患者在流产之后，卵巢功能恢复得不是那么快，导致月经有所推迟。

② 可能存在宫腔粘连或者宫颈粘连。这是人流手术之后比较常见的一种并发症，会对月经还有以后的生育造成一定影响。

③ 要看是不是再次怀孕。有些女性在人流之后没多久就同房，但是又没有做好避孕措施，就容易导致再次怀孕。

姐妹保健室

人流后来了一次月经就说明身体已经恢复好了？

　　人流后月经复潮并不能作为身体恢复的一个判断标准，应综合月经量、月经周期、月经时长考量。通常在人流后 3 个月内，月经才会逐渐趋于正常。当月经周期和出血量都稳定下来，就说明恢复好了。

　　女性在人流后需要 3 ~ 6 个月的时间身体才能恢复，这不仅仅是恢复月经，而是整个身体的激素水平，以及子宫、卵巢等生殖器官的恢复。

人流后多久可以同房？

　　一般而言，人工流产后至少休息 1 个月或 40 天之后才能同房。这不仅是因为人的心理状态和体力需要一个恢复过程，更重要的是子宫、卵巢等生殖器官需要一个充分的修复与调整过程。如果过早同房，带入阴道的细菌很容易上行引起子宫内膜炎等妇科疾病。

　　感染一旦发生，女性便会出现发热、腹痛、阴道流脓等症状。而且，感染还可能导致子宫内膜的损伤、粘连，输卵管的粘连、堵塞，最终引发不孕。因此，人流后一定要等身体恢复后才能同房。

人流后注意事项

① 术后防感染。必要时，医生会开一些抗生素，预防术后感染。

② 术后注意清洁。做完手术一定要注意卫生，比如每日清

洗外阴、更换内裤，尤其在大便后要清洗外阴。

③ 克制同房。一般建议人流后停止性生活 1 个月。实在憋不住的，至少也要等半个月，以便子宫内膜恢复良好，创面愈合。

④ 做好避孕。人流后同房一定要采取避孕措施。首推避孕套，还可以预防疾病；其次推荐短效避孕药，可以促进子宫内膜的恢复，防止子宫内膜的损伤和粘连，也有助于减少术后出血。

人流后多久开始排卵？

人流手术后就开始了一个新的月经周期，一般半个月左右就会出现排卵，如果不采取避孕措施可能会再次意外怀孕从而出现短期内重复流产。

人流和药流都会造成子宫内膜损伤，如果把子宫内膜比作土壤，那么人流术宫腔操作就是把土壤刮薄一层，如果土壤刮得过薄，就是子宫内膜基底层损伤，土壤就变得不肥沃了，将来就会影响胚胎的种植，造成不孕。药物流产虽然没有宫腔操作，但是同样因为出血时间长、继发感染、流产不完全需要二次清宫等因素导致内膜修复障碍，而发生宫腔粘连，影响胚胎着床，造成继发性不孕。并且，随着流产次数增加、间隔频率缩短、孕周增加，上述问题发生的概率也会增加。

姐妹保健室

女性身体最多可以经受几次人流手术？

其实女性一生能流产几次，这个问题在医学上没有明确定论。

我曾见过二十多岁流产五六次，依然还能怀孕的女性；也见过只流产一两次却再也不能生，甚至连做试管婴儿的机会都没有的女性。

因为每个人的身体情况不一样，手术医院资质以及医生水平都不一样，所以无法给出一个确切答案。

但可以肯定的是，人工流产次数越多，继发性不孕发生率越高。子宫内膜就像土壤，当被刮得越来越薄，到你想怀孕时，子宫内膜（土壤）不肥沃，就无法为胚胎（种子）提供足够的营养支持。

一般超过4次人流后，不孕症发生率将高达92.13%！所以，人工流产，没你想的那么简单！女生一定要好好爱惜身体。

流产后能看得出来吗?

只要你不说，一般是看不出来的。那医生能检查出来吗? 一般情况下，小月份的药流是看不出来的。如果是大月份引产，宫口开了好几指，那么流产后宫口会呈现一字型，有经验的医生就能看出来。

如果刚做完人流手术或者流产不完全的，医生可以通过 B 超、血 HCG 查出来。

姑娘们，记住了，如果没有怀孕的打算，一定要做好避孕措施，只要是流产都会伤害身体。

避孕失败之后应该怎么办？

保持镇定

许多女性避孕失败后，手足无措，焦虑不安，思想甚至偏离正常"轨道"。在这个时候，需要保持足够的冷静，事情已经发生了，认真选择决定是生育还是放弃。

及时采取补救措施

明确不想要孩子的情况下，可在同房 72 小时以内服用紧急避孕药。服药越早，预防妊娠效果越好。

监测怀孕

服用紧急避孕药后，并不能保证不会怀孕，当然也有较高的失败风险，所以一定要密切关注之后的生理周期。如果出现月经推迟、嗜睡乏力，类似感冒等症状，这个时候可以用验孕棒测一测。

到正规医院就诊

可以在正规医院查一下血 HCG 和 B 超，确诊是否怀孕。同时确诊着床具体位置等，排除宫外孕可能。

第三章

妇科炎症

大多数女性都患过妇科炎症，
要想从根本上解决，
就必须对症处理，彻底治疗。

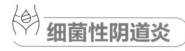

细菌性阴道炎

细菌性阴道炎是最常见也最容易复发的妇科炎症，医生一般称其为细菌性阴道病，简称 BV。

BV 主要是阴道菌群失调，厌氧菌浓度升高导致的，其中有 10%～40% 的人是没有症状的。和其他类型阴道炎不同，BV 的白带是均质的，而霉菌是豆腐渣状，滴虫是带有气泡状的。

BV 特点：分泌物均质、有鱼腥味；同房后加重；pH ＞ 4.5；1/3 患者没症状。

BV 没有霉菌性阴道炎那么痒，BV 的治疗也比较简单，通过口服甲硝唑片或者使用甲硝唑栓后，70%～90% 的人会康复。

常规治疗方法

（全身用药）口服甲硝唑 1 天 2 次，连续吃 7 天。

（局部用药）甲硝唑凝胶或甲硝唑阴道栓，每晚阴道用药，连续使用 5～7 天；或是使用克林霉素软膏，每晚 1 次，用 7 天。

　　注意： 使用甲硝唑期间，绝对不能喝酒。不然很可能发生双硫仑样反应，后果很严重。

　　以上治疗方法，最好要用足疗程，不要用一两天，不难受了就停药，这样很容易复发。BV 复发率非常高，有 1/3 的人会在 3 个月内复发，一半多的患者会在 1 年后复发。

　　第 1 次复发，可以使用原来的治疗方法。但 1 年内复发达到 4 次的，一定要明确告诉医生，进行强化治疗。一般在强化治疗后，再进行 4～6 个月的巩固治疗。

日常护理

① 阴道有自洁功能，不需要冲洗阴道。

② 治疗期间最好不要同房，如果忍不住，事前事后注意清洗，一定要带避孕套。

③ 使用克林霉素阴道用软膏的时候，不能使用乳胶避孕套，会减弱避孕套的作用，导致避孕失败。

④ 上完厕所，一定要从前往后擦。

孕期、哺乳期怎么办？

建议有 BV 症状的孕妈，要及早治疗。因为大量研究表明，有 BV 症状的与早产、宫内感染以及产后子宫内膜炎相关。但没有症状的孕妈，不需要把 BV 作为孕期的常规检查。

　　孕期建议口服用药，但怀孕 3 个月内，避免使用唑类药物，如甲硝唑、替硝唑等。

　　对于哺乳期宝妈，建议选择阴道用药。这种低剂量方案基本不影响哺乳，不放心的可以推迟 1 ～ 2 小时哺乳。

姐妹保健室

什么是阴道炎？

　　没有性生活也可能得阴道炎，而且阴道炎的种类比较多，症状也不一样。

　　阴道炎指的是外阴及阴道炎症。主要以白带性状（量、色、质）发生改变为特点，常伴有外阴瘙痒、阴道灼热疼痛、白带量多、性交痛等症状。如果感染累及尿道，还会出现尿频、尿急、尿痛等情况。发病范围广泛，从 3 岁的孩童到耄耋之年的老人都有可能发病。

霉菌性阴道炎

霉菌性阴道炎，又叫外阴阴道假丝酵母菌病，简称 VVC。霉菌性阴道炎一般是由白色念珠菌引起的，正常情况下阴道里面就有这种细菌寄生，如果不及时处理就会越来越多，当局部环境发生改变时就容易患病，引起炎症。除了特别痒，白带会呈现凝乳状，像豆腐渣一样，同时容易出现外阴红肿及抓痕。

常规治疗方法

① 克霉唑阴道片，主要是阴道局部外用。每晚睡前 1 次，1次 150 毫克，连用 7 天，1 次 500 毫克，单次给药，睡前使用。

② 氟康唑。150 毫克，一次性服用；严重者 150 毫克／次，每 3 天 1 次，可以使用 3 次。

注意： 现在市面上两种药物有 50 毫克、100 毫克和 150 毫克 3 种规格的，大家在拿到药后，一定要看清楚药物规格。如果处于备孕期或者怀孕期就不能服用氟康唑。

如果是轻中度 VVC 的女生，以上两种治疗方法二选一，用 1 次就行。停药 3 天后再做个白带常规，80%～90% 的患者都会转阴。口服和栓剂的效果差不多，如果外阴痒得厉害，可以涂咪康唑软膏或者制霉菌素软膏。

如果症状比较重、外阴或阴道黏膜有破损的重度 VVC，以上两种治疗方法同时用药，且延长一个疗程。如果单次用药后症状没有改善，一定要去做真菌培养和药敏试验。现在白色念珠菌对唑类的耐药性越来越普遍，如果是其他真菌感染导致的 VVC，唑类药物的效果就会有局限。

对于反复发作的 VVC，建议强化治疗＋巩固治疗：初始治疗时第 1、4、7 日，各口服氟康唑 150 毫克，然后每周服用氟康唑 150 毫克一次，连续 6 个月。

VVC 的治愈标准比较严格，要连续 3 次经期后的白带检查正常才算治愈。白色念珠菌存在于我们的身体各处，感染主要是由于自身免疫力低下，而不是被传染，因此不需要男女同治。

一般建议转阴后，再巩固治疗半年左右。女性也要注意：不能一头疼脑热就吃抗生素。长期服用抗生素，很容易破坏阴道环境。

平时容易生病、免疫力低下的，建议做个糖耐检查。目前研究发现，复发性 VVC 与糖尿病存在相关性。产后漏尿也容易导致阴道感染，造成 VVC 复发。

日常护理

① 不需要冲洗阴道。

② 可以用 40 克的碳酸氢钠配 1 升的清水坐浴，注意不要清洗内阴。

③ 和 BV 不同，治疗期间拒绝同房。

④ 少吃甜食。

⑤ 内裤要单独清洗，可以手洗后，再用带煮洗功能的洗衣机消毒。

孕期、哺乳期怎么办?

处于孕期和哺乳期的女性可以用克霉唑阴道栓塞药。但是一定不能使用氟康唑，有研究发现氟康唑可能与流产、新生儿先天性畸形有关，所以妊娠期禁用。

滴虫性阴道炎

　　滴虫性阴道炎是一种毛滴虫感染导致的炎症，表现为白带发绿，呈脓性泡沫状，疼痛感较强，是妇科炎症中唯一需要男女同治的炎症；主要通过性行为传播，简称 TV。

　　TV 症状一般比较严重，对生活的影响也更大，有 90% 的人会出现尿路感染。85% 的人感染 TV 后没有症状，1/3 的人会在半年的潜伏期内出现症状。TV 危害也更大，有引起宫颈病变、盆腔炎和不孕症的可能，甚至会增加感染 HPV 的风险。

常规治疗方法

　　TV 的治疗方法很简单，首选甲硝唑口服，按说明书服用，4 ～ 7 天内症状会消失。

　　如果对甲硝唑不敏感，可以使用替硝唑。但一定要男女同治，并且要在 2 ～ 4 周内复查白带常规。治疗期间禁止性生活。只要一方有 TV，另一方哪怕没有症状也一定要吃药。

TV 其实没有复发的说法，只能说是再次感染，或者治疗失败。症状消失后，及时去复查白带常规，不复查等于白治疗。

如果复查后不是短暂治愈，可能是由这两个因素导致的：男方未同治；家里的衣物床单没有彻底消毒。

日常护理

① TV 是外源性感染，一定要确保男女同治。

② 穿纯棉内裤。

③ 不要用刺激性的洗液清洗外阴，清水洗洗就可以了。

④ 任何时候都不要冲洗阴道里面。

⑤ 服用甲硝唑 48 小时内或服用替硝唑 72 小时内禁止喝酒。

孕期、哺乳期怎么办?

孕期得了滴虫性阴道炎，一定要积极治疗，否则会增加早产、胎膜早破的风险，还可能传染给新生儿。孕期 3 个月内，避免使用唑类药物，如甲硝唑、替硝唑。

哺乳期得滴虫性阴道炎的，治疗方法和孕期是一样。

注意：口服甲硝唑 12 ～ 24 小时内不要喂奶，口服替硝唑则 3 天内不要喂奶。另外，孕期和哺乳期用药之前一定要先咨询医生，在医生的指导下用药。

混合性阴道炎

混合性阴道炎是一种阴道内炎症的混合感染。其较单一阴道炎症诊治困难，治疗时根据混合性感染引起症状的主要病原体的种类依次治疗。

姐妹保健室

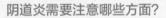

阴道炎需要注意哪些方面？

①做好日常清洁外阴的工作。用流动的温水去冲洗外阴即可，不要冲洗阴道里面。

②适当补充优质益生菌，比如乳酸杆菌，它能够帮助维持阴道微生态的平衡，让女生不易得阴道炎。

③保持外阴清洁干爽，穿宽松透气的棉质内裤，月经期及时更换卫生巾，平时尽量不用护垫。

④同房时全程佩戴避孕套，同房后及时去排尿，清洗外阴。

⑤注意观察白带情况，若有白带异常或者外阴不适及时去医院就诊。

外阴炎

外阴炎是指由物理、化学等非病原体因素引起的外阴皮肤或黏膜的炎症。

经期长时间使用卫生用品，容易侵蚀我们外阴皮肤的黏膜层，也会引起非特异性的炎症反应。临床表现主要是外阴皮肤黏膜会比较痒，而且疼痛、胀痛、有灼烧感，性生活或排尿排便的时候可能疼痛会加重。

在急性期，检查的时候能够看到外阴充血肿胀，甚至有糜烂、抓痕。严重的还会出现一些溃疡面和湿疹。

平时要保持外阴清洁干燥。治疗时一般选用 1∶5000 的高锰酸钾来坐浴，每天可以坐浴 2 次，10 分钟左右。泡完以后，外面还可以涂一些含有抗生素的药膏、软膏，比如红霉素软膏。

外阴毛囊炎

外阴毛囊炎是指细菌侵犯毛囊引起的急性化脓性感染，就像脸上的痘痘一样，是凸出外阴皮肤表面的脓包，有红肿热痛的炎症表现，严重时脓包会破裂、出血、流脓。

多数与抓挠、摩擦私处，清洁不到位，免疫力下降或者不良个人生活习惯（内裤过紧、护垫不透气、私处刮毛、长期久坐）有关。

如何治疗？

① 做好个人护理。注意私处清洁，用温热水清洗，勤洗勤换内裤，尽量穿宽松棉质内裤；减少久坐时间，每坐 1 小时站起来活动 10 分钟；不要用手抓挠。没有症状的时候，不建议自己抠破或者挤压，以免感染加重。不能随便乱剃阴毛，以免造成刺激和感染。

② 用药。需在医生指导下局部外涂抗生素，如夫西地酸软膏、莫匹罗星软膏、红霉素软膏等，每日 2 次。

外阴湿疹

外阴湿疹是一种常见的由多种内外因素引起的有明显渗出倾向的外阴过敏性疾病。外阴湿疹的皮疹多样性，瘙痒剧烈，易复发。

引起外阴湿疹的原因有哪些?

① 体内过敏原。如肠道寄生虫、某些新陈代谢产物、消化道疾病以及人体组织在某些因子影响下产生的自身抗原等。

② 阴部刺激。如阴道分泌物增多、搔抓、尿瘘等。

③ 外界过敏原。如化学药品、化妆品、染料、放射线等,某些鱼虾、蛋、牛奶等异性蛋白,以及某些植物花粉或空气中尘埃等。

④ 精神因素。如精神紧张、过度疲劳、忧郁等使神经内分泌功能发生紊乱,通过神经反射或内分泌影响使皮肤对各种刺激因子易感性增高而诱发湿疹。

得了外阴湿疹该怎么办?

局部治疗

外涂收敛剂,例如炉甘石洗剂。如果病情严重,需要使用激素药膏,一定要在专业医生指导下使用,避免发生不良反应。

口服用药

可以口服抗组胺类药物,例如阿司咪唑、氯雷他定等。

如果伴有明显的感染症状，可以服用抗生素治疗。当然，具体用药用法，建议以医嘱为准。

如何预防？

① 治疗期间，要保持外阴部皮肤的清洁干燥。渗出物较多时，应及时清洗擦干。但切忌用手去搔抓，或以热水烫洗，用刺激性药物或肥皂擦洗患处，以免病情加重。

② 与外阴密切接触的内裤，应选择不紧身的无色全棉制品。如果使用卫生巾或卫生护垫，经常更换。

③ 饮食上，以高营养、高蛋白、多维生素为主，忌食辛辣刺激及鱼、虾、蟹等可能致敏的食物。

姐妹保健室

如何避免患上外阴炎？

①良好的卫生习惯。使用公用设施时多加注意，平时穿宽松棉质内裤，尽量不使用卫生巾和护垫，每日清洗外阴，但尽量少冲洗阴道。

②增强机体的抵抗力，加强营养，锻炼身体，减少条件致病菌的发病机会。

③注意个人卫生，保持外阴清洁干燥，勤换内裤，外阴用具专人专用，用过的内裤、毛巾、盆均应用开水烫洗，去公共场所如公共厕所、游泳池、浴室要注意预防交叉感染。

④养成健康的生活习惯，比如充足的睡眠，规律的饮食，多吃水果和蔬菜，适当的锻炼，缓解压力和紧张。

⑤注意避孕，治疗月经不调。人流后细菌容易滋生，如果月经过多、过长，阴道内的血液是细菌生长的最好温床，所以最好接受调经治疗。

⑥清洁时不要使用杀菌剂、消毒水，以免刺激皮肤；尽可能以中和性、弱酸性或不含皂质成分为主。不过最好还是清水清洗，并切记不宜使用太热的水，以免加剧发炎症状。

⑦平时分泌物不是很多时，不需使用护垫，因为潮湿容易加剧或带来外阴皮肤感染，经期卫生巾一定要选择透气性能好一些的。

盆腔炎

盆腔炎分为急性盆腔炎和慢性盆腔炎。急性盆腔炎的症状非常典型，它类似于急性腹膜炎，会有剧烈的下腹痛和高烧感，白带也会非常多，表现比较像阑尾炎。

慢性盆腔炎会有下腹部不舒服，属于持续性的盆腔疼痛，一般伴有白带增加，同房后还会有下腹不适感。当抵抗力下降的时候，这种慢性盆腔炎还可能会急性发作，演变成上面所说的急性盆腔炎，出现突然的剧烈腹痛，然后伴有高烧等一系列症状。

盆腔炎一般以药物治疗为主，患者可以用抗生素进行消炎治疗。此外还可以用物理疗法，采用温热的良性刺激，促进盆腔局部血液循环，利于炎症的吸收和消退。严重时还可以进行手术治疗。

盆腔炎和盆腔积液

盆腔积液≠盆腔炎，二者是不同的概念。盆腔炎可能会出现盆腔积液，但出现盆腔积液并不一定就是盆腔炎。

盆腔积液分为生理性和病理性，与月经周期、排卵周期有一定关系。

生理性盆腔积液。大部分为生理性积液，液体量少，与经血倒流、生育年龄女性卵巢排卵等相关。一般不需要经过特殊治疗可以自行消失。

病理性盆腔积液小部分与病理性有关，主要受到炎症、癌症、宫外孕等影响，其液体深度往往超过1厘米。如果盆腔积液同时存在腹痛、发热等症状，才考虑是否是盆腔炎。当出现上述症状时，应及时进行血常规以及超声检查明确诊断。若诊断为盆腔炎，可以口服或静脉输注抗生素抗感染治疗，如头孢类抗生素等。

宫颈炎

很多人把宫颈炎当成宫颈糜烂，事实上，宫颈炎并不是宫颈糜烂，它们完全不同。

先来说说困扰许多女生的宫颈糜烂。宫颈糜烂不是病！妇科教材都把它从疾病中除名啦！

宫颈糜烂是一种在雌激素的作用下，宫颈管内的柱状上皮长到宫颈外口以外的正常生理现象。由于柱状上皮更薄，所以我们可以透过柱状上皮，看到红色的宫颈间质和颗粒状的腺体开口，宫颈口看起来就像糜烂了一样，但实际上它们并没有"烂"，是正常的。

宫颈炎就不同了，它指的是发生在宫颈的炎症，主要分为急性和慢性两种。急性宫颈炎一般由病原微生物感染引起，比如细菌（淋病奈瑟菌）、沙眼衣原体、病毒；也可由物理化学因素、机械损伤等引起，比如冲洗阴道、暴露于冲洗剂或杀精剂、放置节育器／卫生棉条／子宫托、人工流产、分娩手术等。

如果急性宫颈炎没有治疗或治疗不当，可发展为慢性宫颈炎。一些不会引起急性感染症状的病原微生物蛰伏在宫颈黏膜也可能引起慢性宫颈炎。

宫颈内膜炎、宫颈息肉、宫颈腺囊肿（宫颈纳囊）、宫颈组织增生导致的宫颈肥大等，一般都属于慢性宫颈炎。

宫颈炎是否需要治疗？

宫颈炎需不需要治疗、能不能"自愈"，得分类讨论。

对于有症状的宫颈炎，比如出现脓性白带、同房时出血、分泌物有异味，要尽早治疗，有时伴侣也需要接受治疗。否则随着感染发展，感染原可能会顺着相连的生殖道形成子宫内膜炎、盆腔炎。如果出现严重的盆腔感染，可能导致输卵管梗阻，成为不孕、宫外孕的"帮凶"。

对于偶尔有白带异常，并没有其他不适症状的宫颈炎，是不需要治疗的，只要定期做好宫颈癌筛查就可以了。一般来说，阴道和宫颈有自净能力，医生只会建议注意私处清洁、避免不洁性接触等，不会予以治疗。

宫颈炎会有哪些危害？

① 宫颈炎会导致，性生活时有接触性出血以及腹部不适感。

② 急性宫颈炎会导致不孕。宫颈分泌物明显增多，且含有大量白细胞，对精子的活动度产生不利影响，妨碍精子进入宫腔，影响受孕。

③ 诱发流产。长期患宫颈炎会使宫颈组织发生变化，弹性下降。而且宫颈炎的逆行感染，会导致子宫内膜炎，甚至诱发早产流产。

④ 一般来说，普通的宫颈炎症并不会导致宫颈癌，但癌变大多从"炎症"开始，尤其是宫颈癌。我们都知道宫颈癌基本上都是由 HPV 感染导致的，如果女性的宫颈没有炎症，那么在她感染 HPV 之后，通过自身免疫往往很容易就可以将其清除掉。但如果女性患有宫颈炎，那么宫颈炎的存在会让宫颈的抵御能力下降，使其容易感染 HPV，而 HPV 会加速细胞的异常增生，使宫颈细胞癌变。总之，宫颈炎只有在感染 HPV 的时候，才可能转为宫颈癌。

姐妹保健室

宫颈炎时间久了会演变成宫颈癌吗?

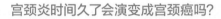

绝大部分的宫颈炎是不会导致宫颈癌的。但是如果有高危型 HPV 的持续感染,就有可能发展成宫颈癌。而且从感染高危型 HPV 的宫颈炎发展成宫颈癌,需要 5 ~ 10 年的时间,所以在这期间只要定期做好 TCT 和 HPV 检查就可以预防宫颈癌的发生。

尿路感染

尿路感染是指肾脏、输尿管、膀胱和尿道的感染，最常由大肠埃希菌引起。

尿路感染的症状

通常伴有尿频、尿急、尿痛、发热、腰酸痛，甚至尿血等症状。

常见检查方法：化验小便。

女性其实更容易出现尿路感染，很多女性朋友还会经常复发，很苦恼。其实尿路感染治疗起来是很简单的，一般来说用几天抗生素就可以了。

容易出现尿路感染的原因

女性的尿道是属于粗短型的，而且和肛门距离很近，所以细菌很容易沿着尿道进入到膀胱里面去。

如何预防尿路感染？

① 多喝水，每天喝水 2000 毫升以上。多排尿，尿液可以帮助冲洗尿道，把细菌冲出去。

② 不要憋尿，有尿意就赶紧去卫生间。

③ 擦屁屁的时候从前往后擦，不要从后往前擦，不要把肛门周围的便便带到尿道前面去。

④ 不要频繁"为爱鼓掌"。有研究显示，女性尿路感染常见于新婚期，原因就是"为爱鼓掌"太频繁了。

⑤ 适当运动，注意休息，劳逸结合，合理饮食，增强自己的免疫力和抵抗力。

⑥ 尿路感染也常见于绝经之后的女性，适当补充雌激素，有利于预防尿路感染。

⑦ 尿路感染反复发作，最好还是去泌尿外科做一个详细检查，查一查自己的泌尿系统是不是跟别人长得不太一样，或者有没有泌尿系结石的情况。

姐妹保健室

为什么女性更容易出现尿路感染的情况？

从生理构造上来讲，女性的尿道很短，只有 5 厘米左右，而男性尿道大约有 18 厘米。女性尿道口紧邻阴道口和肛门，本身又短，因此阴道里的细菌以及粪便细菌非常容易"串门儿"，闯进尿道。

女性在经期、怀孕、生产、哺乳等阶段，身体免疫力下降，容易受到细菌的侵袭，引发尿路感染。

在进行性行为的过程中，尿道口会遭受一定的摩擦和挤压，在此过程中细菌就有了可乘之机，导致尿路感染。

当女性患有妇科疾病时，就更容易导致尿路感染。

尿道炎

尿道炎是尿道黏膜的炎症，主要表现为尿频、尿急、尿道口的灼烧感。

尿道炎是一种常见的泌尿系统感染疾病，根据病原体分为非淋菌性尿道炎和淋菌性尿道炎，两者临床症状及治疗方法不同。

非淋菌性尿道炎

病因。 非淋菌性尿道炎主要由沙眼衣原体、生殖道支原体、解脲支原体和人型支原体等引起。

临床症状。 一般在感染后 1 ~ 5 周发病。表现为尿道刺痒、尿痛和分泌少量白色稀薄液体，常见于晨间。

治疗。 遵医嘱应用米诺环素、红霉素等治疗。配偶应同时治疗，以免反复感染。

淋菌性尿道炎

病因。淋菌性尿道炎常由淋病奈瑟菌所致。

临床症状。一般在感染后 2 ~ 5 日发病。感染初期患者尿道口黏膜红肿、发痒和轻微刺痛。随着病情发展，可使黏膜红肿延伸到前尿道，尿频、尿急、尿痛明显，有时可见血尿。

治疗。以青霉素类药物治疗为主，遵医嘱严格用药。配偶应同时治疗。

姐妹保健室

尿道炎为什么需要配偶同时治疗？

尿道炎多发生于性活跃人群，主要与不洁性行为有关，所以治疗期间禁止性生活。

患者的症状在治疗后持续存在，或在症状消失后再次出现，很可能是由于性伴侣未得到治疗。注意 40% 的非淋菌性尿道炎患者没有症状。因此，不仅患者自己需要接受治疗，他们的性伴侣也应该接受预防性药物治疗，方法与患者相同。

私处护理日常注意事项

女性私处护理是女性健康和卫生的重要方面。正确的私处护理可以预防感染、维持 pH 平衡、保持清洁和舒适。

日常清洁事项

穿舒适、柔软、透气性好的内裤，尽量不要穿丁字裤。

要养成良好的个人卫生习惯，注意私处的卫生，内衣、裤分开清洗；内裤出现有颜色而且洗不掉、透气性变差、变形没有弹性这些情况就该扔了。

经期容易引起病原性微生物的侵入，而引起感染，所以在月经期要经常换卫生巾。卫生巾 2 ~ 3 小时更换一次。

同房前后清洗私处，男女都需要。

除了游完泳或产乳期排恶露等特殊情况，可以适当用一些私处护理液。日常清洗私处，用流动的清水就够了。

现在市面上的护理液大多分为三类：【消】字号、【药】字号和【妆】字号。前面两类不建议大家自己买。

【消】字号，顾名思义就是杀菌、抑菌，不管是有益菌还是有害菌，都"杀"了就会导致菌群紊乱，引发甚至加重炎症。

【药】字号，一般用于治疗妇科炎症，需要医生配药，自己不要乱买。

日常护理买【妆】字号就够了，但也要注意产品的选择，买之前最好多做些功课。

姐妹保健室

炎症期间可以使用哪种清洗液？

炎症期间应去医院进行阴道分泌物的检查，根据检查结果选择对应的【药】字号清洗液。

不需要治疗的妇科病

宫颈糜烂

宫颈糜烂就是宫颈柱状上皮异位，是雌激素水平变化导致的正常生理变化。雌激素水平升高，宫颈管里的柱状上皮就会外移到宫颈管的外面，看起来像糜烂，等雌激素水平下降之后就会恢复正常。

绝大多数的宫颈糜烂是正常的生理现象。如果你发现自己有糜烂状的表现，一定要做宫颈癌的 HPV 和 TCT 检查，排除宫颈病变的可能。如果检查结果没问题，也没有不适症状，就不用治疗。

宫颈糜烂一般不会导致不孕。过度治疗，如做了宫颈电热圈环切术（LEEP），反而会增加精子进入宫颈管的难度，降低怀孕概率。

如果宫颈出现糜烂状改变，还伴有白带异常、接触性出血等不适症状，就需要通过刮片或 TCT 来判断原因。如果两项都有问题，还需要做个活检，然后再着手治疗。

宫颈糜烂根据糜烂的面积分为三度，即Ⅰ度、Ⅱ度、Ⅲ度，也叫作轻度、中度和重度。糜烂面 < 1/3 是轻度，1/3 ～ 2/3 是中度，> 2/3 是重度。

正常光滑的宫颈上皮被糜烂面所取代，其背后隐藏着癌前病变甚至宫颈癌，所以对于宫颈糜烂的患者首先要做好 TCT 及 HPV 的检测。

姐妹保健室

宫颈糜烂会影响怀孕吗？

宫颈糜烂不影响怀孕。宫颈糜烂是一种临床表现，是正常光滑的宫颈上皮被糜烂面取代，但不影响精子穿透，除非这种宫颈糜烂合并了感染，导致白带异常，就有可能影响精子穿透，进而影响怀孕。

宫颈息肉

宫颈息肉是宫颈表面或者宫颈管里长了一个像舌头一样的增生物。宫颈息肉其实就是由于宫颈炎或者阴道炎等炎症刺激导致宫颈局部组织增生。

宫颈息肉有的时候没有什么症状，有的时候可能会有白带增多、发黄，甚至有一些异味。宫颈息肉比较嫩，容易出血，所以同房后或者妇科检查后会少量出血，这些都不用太担心。

实际上宫颈息肉只要定期复查就可以了，不需要额外去处理。

当然，如果息肉长得特别大，或者每次同房之后都有出血，可以考虑做息肉摘除手术。这个手术很小，不用太担心。

此外，还有子宫内膜息肉，它是宫腔内生长的良性赘生物，主要由子宫内膜局部过度增生所致，表现为局限性内膜肿物突向宫腔内，是育龄期以及围绝经期女性常见的妇科良性病变。

主要临床表现

月经周期异常。经量增多、经期延长、排卵期出血等。

不规则出血。比如非月经期异常子宫出血，并且排除其他病变。

不孕。较大的子宫内膜息肉可能会影响子宫内膜微环境，不利于受精卵着床引起不孕。

检查方法。包括 B 超检查、宫腔镜检查、病理检查等。

治疗方法

子宫内膜息肉一般采用药物和手术治疗。

① 对于没有症状，小于 1 厘米的子宫内膜息肉，我们可以定期随诊，有 27% 的息肉往往自生自灭，不用过度担心（小知识点：子宫内膜息肉的最佳检查时间是月经干净后 3～5 天，此时子宫内膜最薄，能更好区分是子宫内膜息肉还是子宫内膜增生）。

② 对于较大、有症状的息肉，建议在宫腔镜下摘除。宫腔镜检查＋病理组织检查，被称为诊断子宫内膜息肉的"金标准"；通过宫腔镜，医生可以清晰地看到息肉的位置和大小，初步判断病变的性质，之后摘除息肉送病理检查。

宫颈息肉会影响怀孕吗？

宫颈息肉一般不会影响受孕，但可能造成妊娠期间异常阴道出血。因为宫颈息肉会在劳累、活动或者同房时发生接触性出血，甚至有时在怀孕期间，宫颈息肉越来越大，即使不活动也会出血，对孕期是不利的。所以准备怀孕前最好先排除一下是否有宫颈息肉，以免怀孕时发现，不太好处理。

姐妹保健室

正在备孕，却患上了宫颈息肉该怎么办？

备孕期间发现宫颈息肉应当切除。因为在怀孕期间，宫颈息肉受激素的影响，会变大变脆，容易发生接触性出血，出血后容易导致感染，这样就会有流产的可能。

宫颈肥大和宫颈囊肿

通常正常的宫颈直径在 2 ～ 3 厘米，但是宫颈肥大的，可能直径有 5 ～ 6 厘米。那宫颈的肥大是怎么产生的呢？这里就要讲一讲宫颈纳囊。实际上宫颈管里和宫颈表面有一些腺体，这种腺体平时能分泌一种透亮的黏稠液体，形似白带。

宫颈纳囊就是宫颈管里或宫颈表面的腺体开口被白带或炎症堵住了，而腺体继续分泌这种透亮的黏稠液体堆积在腺体里了。慢慢地堆积的液体就像气球一样鼓起来了，但实际上这个腺体里面是有血液的。

当宫颈里面有了很多纳囊之后，宫颈就会变得肥大。实际上宫颈肥大和宫颈纳囊是不需要做特殊处理的。比如在做 LEEP 刀锥切或者冷刀锥切等宫颈手术的时候，可以一并把宫颈纳囊去除。

正常情况下，定期观察就可以了。

宫颈纳囊是宫颈腺体开口堵塞后形成的囊肿，就像脸上的痤疮一样，是里面的分泌物排不出来形成的，属于一种慢性炎症，不会影响月经或导致不孕。

宫颈多发性囊肿会使得宫颈肥大，一般不需要治疗，除非引起了宫颈管狭窄导致不孕，或者影响经血的排出或者白带增多，反复阴道炎才需要处理。

姐妹保健室

宫颈多发性囊肿和宫颈纳囊一样吗？

这两种囊肿其实是一样的。

宫颈炎

宫颈炎的主要症状是白带增多，急性宫颈炎的白带呈脓性，同时会伴有下腹、腰骶部坠痛，或者有尿频、尿急、尿痛等膀胱刺激征。慢性宫颈炎的白带通常呈乳白色黏液状，或者是淡黄色脓性。

宫颈炎很多都是通过性传播感染的，男性生殖器上如果有支原体、衣原体等病菌，会通过性生活传染给女性，引发宫颈炎。

如果有分泌物异常、外阴瘙痒、性交痛等，建议及时检查病原体。确诊沙眼衣原体感染，常用的是四环素类，比如多西环素；确诊淋病奈瑟菌感染，常用的是头孢类，比如头孢克肟。但具体用药一定要遵医嘱。

阴道炎症容易导致宫颈炎。频繁的妇科手术操作，比如人流、诊刮等会钳夹宫颈、扩张宫颈，或者分娩时也会引起宫颈创伤，造成细菌侵袭引起炎症。化学物质刺激，比如内裤上有化学物质引起菌群失衡，也会造成宫颈炎。

并不是所有的慢性宫颈炎都会陪伴终身，可以通过物理疗法、手术配合药物来治愈，但治愈后不排除有复发的可能。

姐妹保健室

慢性宫颈炎需要治疗吗？

没有症状的慢性宫颈炎是不需要治疗的。宫颈炎通常分为三种：第一种俗称宫颈纳囊或宫颈肥大。这是不需要治疗的。第二种是宫颈息肉。没有症状也可以继续观察，如果有接触性出血可以局部摘除。第三种是宫颈柱状上皮外移，像糜烂一样的改变。这种情况没有症状也是不需要治疗的。也就是说，不要过度治疗。

盆腔积液

盆腔积液是一个描述性诊断，字面意思就是盆腔里有液体。盆腔有液体都是正常的，我们的盆腔就像个碗，里面盛着很多脏器。为了不让它们碰撞、打架，身体会自动产出一些分泌液，来润滑、保护这些脏器。

除了这种分泌液，盆腔里还可能有排卵后的卵泡液、倒流的少量经血。便秘时的肠液等，这些都是正常的生理性积液。大多数盆腔积液不用治疗，盆腔积液也分生理性和病理性两种。

生理性盆腔积液

如果积液深度低于 30 毫米，而且没有任何不舒服，基本上就是生理性的，让身体自动调节就行。

如果积液特别多，同时又有腹痛、发热、脓性白带等不适反应的，及时去正规医院做个详细检查，交给医生来判断。

病理性盆腔积液

病理性盆腔积主要受到炎症、癌症、宫外孕等影响，其液体深度往往超过 1 厘米。

如果盆腔积液伴有腹痛、发热等症状时，才考虑可能是盆腔炎，应及时进行血常规以及超声检查明确诊断。若诊断为盆腔炎，可以口服或静脉输注抗生素抗感染治疗，如头孢类抗生素等。

姐妹保健室

病理性盆腔积液应该如何治疗？

病理性盆腔积液可以用广谱抗生素治疗，可以口服，也可以静脉用药。口服则适用于症状比较轻的患者，在临床上口服用药的时间要持续14天。

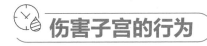

伤害子宫的行为

生活中很多时候我们没有意识到一些行为可能会伤害到子宫，尤其是不良的生活习惯，我们可以自行对照一下，尽量在生活中避免。

不良生活习惯

长期抽烟将会使宫颈癌的发生率大大增加；慢性的咳嗽、便秘会导致盆底肌松弛，导致子宫脱垂；食用过多寒凉食物、长时间在低温空调环境中容易影响子宫的血液循环；性生活前不清洗容易使细菌入侵，引起炎症，一路上行到子宫。

久坐、情绪不稳定

久坐或由于工作生活压力大导致情绪不稳定，会使子宫气血不畅，血流运行缓慢，痛经就会多发。

　　紧张、发脾气常造成内分泌失调，影响身体各器官，而生殖系统和激素关系最密切，因此损害更加明显，如子宫肌瘤、乳腺增生就是雌激素水平过高所致。郁闷毁乳房，生气害子宫，孕妇情绪激动会使子宫收缩，引起腹痛、出血，甚至流产。

性生活混乱或过早性生活

　　成年之前，身体各器官尚未完全发育成熟，过早性生活是导致宫颈癌发病的重要危险因素。

过早或长时间腹压增加

　　很多妈妈刚生完孩子后就长时间抱娃，导致产后腹压持续增大，这不利于子宫的恢复，还容易导致子宫脱垂、漏尿等盆底疾病。

其他方面因素

　　心理障碍。过早性生活引起心理紧张；害怕怀孕、害怕被发现后遭人议论指责等，心理压力大，可能会造成心理障碍。

　　反复流产。由于卵巢功能不完善，排卵期不固定，容易反复怀孕、反复流产，如果继发感染，可能导致不孕。反复流产会使子宫内膜受到损伤。

生殖系统损伤。阴道黏膜弹性不固定，容易导致阴道裂伤。不洁性生活会导致宫颈 HPV 感染，使宫颈癌患病率上升。

姐妹保健室

日常生活中应该如何保护子宫？

①科学避孕。如果不想要孩子一定要做好避孕措施。因为流产对子宫内膜的伤害比较大，容易导致逆行感染、宫腔粘连甚至不孕。

②尽量避免剖宫产。剖宫产对子宫的伤害还是比较大的，不到万不得已，尽可能顺产。

③保持个人卫生。包括每天的清洗、同房前后的清洗、内裤的清洗和生理期的护理。

④防止子宫下垂。避免增加腹压；便秘、咳嗽等会加重子宫下垂，要尽可能避免。

⑤定期体检，尽早发现子宫病变。

⑥养成健康的生活方式，包括适当的运动、均衡的饮食、好的心态，这些对子宫保养也是很重要的。

子宫内膜异位症

子宫内膜原本住在宫腔里，随着激素的变化潮起潮落，参与一系列的生理过程。有些任性的子宫内膜发脾气"离家出走"，出现在宫腔以外的身体部位，在别的地方落叶生根，就可能导致一系列临床症状，医学上叫作子宫内膜异位症，它严重影响妇女的健康和生活质量。

子宫内膜异位症就像沙尘暴一样，会侵袭身体的多个部位。例如，长在子宫肌肉组织，就是我们所谓的子宫腺肌症；长在卵巢，即我们平日听到的巧克力囊肿；有的长到盆腔腹膜、子宫直肠窝、膀胱等地方，甚至"远渡"跑到鼻、肺、脑等地方。

痛经是子宫内膜异位症最典型的症状，呈继发性伴进行性加重，常于月经来潮前 1～2 天开始，经期第 1 天最剧烈，以后逐渐减轻，至月经干净时消失。严重阶段疼痛难忍，甚至止痛剂加量也无效。还有些人会不孕、月经异常，以及子宫内膜异位至膀胱，出现周期性尿频、尿痛、血尿。肠道子宫内膜异位症患者会出现腹痛、腹泻或便秘，甚至有周期性少量便血。

子宫内膜异位症的发病原因

为什么有的人会有子宫内膜异位症，而有的人却没有？到底是什么原因引起的呢？虽然做了很多研究，但是目前关于子宫内膜异位症的发病机制还不是很明确。

有的学者认为可能与经血逆流到盆腔有关；但是发生经血逆流的人很多，患者却是小部分，因此也可能和患者的抵抗力、免疫力下降有关。另外，子宫内膜异位症表现出遗传性，研究发现一级亲属中曾患有子宫内膜异位症的，那么她的发病风险将会升高 7 ～ 10 倍。

子宫内膜异位症会导致不孕或同房疼痛吗？

子宫内膜异位症会导致不孕及同房疼痛。引起不孕的原因比较复杂。比如盆腔环境的改变影响精子和卵子结合及运送；免疫系统的异常导致抗子宫内膜抗体增加，而破坏子宫内膜正常的代谢以及生理功能；卵巢功能的异常会导致排卵障碍和黄体形成不良，使未破裂卵泡黄素化综合征具有较高的发生率，而子宫内膜异位症中重度患者可能会因为卵巢输卵管周围粘连，影响受精卵的运送。

引起同房疼痛多见于直肠子宫陷凹有异位病灶或因局部粘连

使子宫后倾固定者。性生活时碰撞或子宫收缩上提而引起疼痛，一般表现为深部性交痛，月经来潮前性交痛最明显。

如何预防子宫内膜异位症？

一般来说，子宫内膜异位症的发病机制并不是十分确切，因此对于它的预防也是相对的，但是有很多因素确实可能诱发子宫内膜异位症，生活中我们应尽可能避免这些。

① 注意经期保健，避免着凉。尽量不要在经期过性生活。同时，在经期避免一切剧烈运动及重体力劳动，防止经血逆流。

② 避免意外怀孕。过多的人工流产和刮宫术，也会导致脱落的子宫内膜进入腹腔。

③ 因子宫内膜异位症跟激素有关，所以女性朋友们要注意调节情绪，保持乐观开朗的心态。

④ 对于有严重痛经的育龄期女性来说，尽早生育宝宝，不仅能够有效缓解痛经，还能够大大降低子宫内膜异位症的发生概率。

⑤ 子宫内膜异位症有家族性遗传风险，所以一定要定期体检（B超）。

子宫内膜异位症会在生完孩子后自愈吗？

姐妹保健室

　　患有子宫内膜异位症的，一般来说，生完孩子有明显好转，病情较轻的甚至会完全自愈。患者在孕期因高剂量的孕激素抑制了子宫内膜异位细胞的增殖，使病灶缩小。较小的病灶甚至会完全消退，达到治愈的效果。对于中度或者重度的子宫内膜异位症，怀孕生完孩子以后虽然不能达到治愈的效果，但也可在一定程度上减轻症状。

子宫内膜癌

　　子宫内膜癌是最常见的女性生殖系统肿瘤之一，每年有接近20万的新发病例，是能导致死亡的恶性肿瘤。

子宫内膜癌早期的四个明显信号

① 子宫内膜癌会伴随着生殖道出血的症状，因血量较少，很容易被认为是月经。

② 不正常的生殖道排液。早期生殖道分泌物通常很稀薄、颜色偏白，或白带中有少量的血液。

③ 体内可能会有感染或出血的情况，会刺激子宫收缩，同时感觉有明显的下腹部疼痛。

④ 腹部出现肿块。早期肿块一般不明显，随着病情发展到中晚期时才能触及腹部的包块。

预防子宫内膜癌，一定要注意自己的月经变化，如果出现月经异常一定要及时就诊。必要时进行宫腔镜加分段诊刮来确定是否子宫内膜癌前病变，及时治疗。

子宫内膜癌是由哪种疾病发生病变引起的?

① 内分泌疾病，如多囊卵巢综合征。因为卵巢长期不排卵，子宫内膜长期受到低雌激素的作用，没有孕激素保护，会过度增生，转化为不典型增生，诱发子宫内膜癌。这属于体内因素。

② 肥胖、糖尿病、高血压，这些称为子宫内膜癌的三联症，是诱发子宫内膜癌的高危因素。

③ 外源性雌激素，如绝经后单纯雌激素代替治疗，不加孕激素撤退，会提高子宫内膜癌的发生概率。

④ 家族遗传，有基因方面的缺陷，子宫内膜癌发病率会增加。

⑤ 药物影响：长期使用雌激素药物或口服避孕药，可能

会干扰女性体内正常的激素水平，增加患子宫内膜癌的风险。

此外，子宫内膜癌的发生可能和不孕、卵泡膜细胞瘤等因素有关，建议平时保持良好的作息，避免熬夜，也要定期到医院进行体检，一旦出现不适，需要积极治疗。

姐妹保健室

子宫内膜癌有特定的高发年龄段吗？

50～70岁属于易患子宫内膜癌的高危年龄层。女性绝经后，体内激素分泌有非常大的变化。但部分女性的体内激素不会随着年龄增长而迅速下降，在激素的持续作用下，刺激子宫内膜增生，甚至癌变。

卵巢功能

　　卵巢是女性的重要腺体——性腺。大小约是 4×3×1 厘米，比葡萄大一点点，具体大小、形状会随着年龄增长而变化。不同体型的人也会有所差异。女性在排卵期的时候，卵巢可能会比平时稍微大一点点，而多囊卵巢综合征的人群，卵巢会比正常人有所增大。卵巢早衰的人群或者绝经的人群，卵巢会逐渐萎缩、变小或者变硬。卵巢位于子宫底后侧，与盆腔侧壁相连，是成对的。

卵巢的重要性

　　卵巢不仅掌握生殖，还调控人体 200 多个组织和器官。例如人的皮肤是否光泽、年轻，精力旺盛还是疲惫，甚至心血管系统、骨骼健康与否，消化系统是否正常，睡眠好不好，记忆力是否衰退，性功能是否正常，都和卵巢密切相关。

　　如果卵巢功能衰退逐渐萎缩，不仅容易引发各种妇科疾病，还会导致全身功能衰退，人的衰老也就在所难免了，所以保养卵巢非常重要。

卵巢功能检测

23 ～ 28 岁是女性卵巢功能最好的年龄，也是女性最佳生育年龄。看卵巢功能好不好，可以检测抗缪勒氏管激素和性激素六项的指标。

抗缪勒氏管激素（简称 AMH）是一种由卵巢卵泡中的颗粒细胞产生的激素。无论女性长得美还是丑，长得显老还是年轻，这个指标就像一面魔镜，可以告诉我们，女性的卵巢年龄是多大，卵子的库存量还剩多少。

抗缪勒氏管激素定量检测可直接诊断卵巢是否早衰，其正常值为 2 ～ 6.8 纳克 / 毫升，高于正常范围表示你的卵巢还很年轻，卵子储备充足，受孕期长；反之低于正常范围表示卵巢功能较差，卵子储备随年龄增长会亮起"红灯"，需要警惕。

性激素六项最好在月经来潮的第 2 ～ 5 天去检查，一般是在经血比较多的那一天如第 2 天或第 3 天检查。

姐妹保健室

应该如何保养卵巢？

①均衡营养。女性可以适当补充叶酸、维生素B族、维生素C、维生素E和微量元素。

②坚持运动，避免久坐。体育锻炼可以促进全身的血液循环，延缓全身功能衰退，包括卵巢功能。

③规律作息。长期熬夜的女性，卵巢衰退程度就会比同龄人快。

④保持愉悦的心情。长期的焦虑、抑郁等负面情绪对女性也有很大的影响。

⑤网上那些卵巢保健操运动，其原理主要是通过促进新陈代谢和血液循环，延缓器官衰老。而平时的慢跑、散步、广播操、太极拳、瑜伽都是卵巢保养比较适宜的运动，所以不必特意去制造"卵巢保健操"的噱头。

卵巢功能下降影响怀孕

卵巢功能下降不仅难怀孕，还容易出现胚胎停育。卵巢功能衰退后，卵泡质量会降低，无法提供足量的雌孕激素使人体排卵，或出现排卵不规律，这便极大地降低了患者自然受孕的可能，即使卵泡受精也不一定能发育成正常胚胎。

什么是卵巢功能不全？

卵巢功能不全是指女性在 40 岁之前出现卵巢功能衰退，主要表现为月经紊乱，比如月经稀发或停经，甚至伴发卵泡刺激素水平升高，雌激素波动性下降，使卵巢失去了正常功能。

伤害卵巢的行为有哪些？

① 熬夜，久坐不动。

② 过度减肥。短期内减重太多，长期食物摄入不足，导致营养不良，会影响下丘脑分泌激素，从而引起卵巢早衰。

③ 暴饮暴食。容易引发肥胖，肥胖易出现激素紊乱，影响卵巢功能。

④ 长期处于不良情绪当中，导致中枢神经系统改变，造成不可逆的卵巢功能衰退。

⑤ 吸烟以及被动吸烟。烟草中的有毒物质会破坏生殖细胞，影响卵泡发育。

⑥ 环境中的内分泌干扰物会不同程度危害人类的生殖功能，引起卵巢功能衰退。

⑦ 频繁的人工流产。频繁进行人流手术，会出现经期延长
　或缩短，经量增多或减少，甚至闭经等月经不调的情况，
　严重的还可能会造成卵巢早衰。

伤害卵巢的行为会引起内分泌失调和衰老吗？

　　会。伤害卵巢的行为诱发卵巢早衰的话，卵巢
分泌激素的水平就会受到影响，引起内分泌失调。
尤其雌激素水平的下降会加速女性的衰老。

　　卵巢是女性维持第二性征的源动力，有着特别
重要的作用，卵巢保养的好坏直接影响到女人的
容颜。

卵巢癌的高危人群

① 家族遗传史及基因突变者。从卵巢癌患者的家系调查及流行病学调查中发现，大约有 10% 的患者与遗传病史有关，特别是一级亲属（母亲、姐妹或女儿）。乳腺癌及卵巢癌的发生也与基因突变有关。

② 内分泌紊乱、不孕、早发月经及延迟绝经者。月经初潮早于 12 岁或 50 岁以后绝经，不孕或 30 岁以后生育第 1 胎者，由于持续性排卵或排卵次数增多，发生卵巢癌的危险随之增大。

③ 长期使用促排卵药物。长期使用促排卵药物如氯米芬，特别是促排卵后未能妊娠者，发生卵巢癌的危险明显增加。

④ 使用激素替代疗法。有研究显示。使用激素替代疗法会增加卵巢癌发生的危险。但也有人认为与卵巢癌的危险度无明显关系。

⑤ 使用含滑石粉的卫生用品。滑石粉具有一定的致癌性，

但只是轻微增加一点危险。

⑥ 不合理饮食。据有关专家研究，每天消化 10 克饱和脂肪酸将使卵巢癌发生危险增加 29%。胆固醇摄入过多也会增加卵巢癌的发生危险，而蔬菜纤维则能降低其危险性，故应合理膳食。

姐妹保健室

卵巢癌能治愈吗？

对于早期卵巢癌，有的可以根治，但也有少部分患者是无法根治的，即使进行手术，手术后仍然可能会复发。

对于中期或晚期卵巢癌，通常都不能根治。尤其是卵巢癌晚期，癌细胞已经在全身各处蔓延扩散，无论是手术，还是化疗或者放疗，都不可能将体内癌细胞全部消灭，所以一般都没有办法根治，只能对症处理。

保养卵巢的方法

① 尽量保持心情愉悦。

② 作息规律。

③ 睡眠充足。睡眠不足会导致卵巢早衰。

④ 均衡饮食。多吃蛋白质、维生素、钙、铁、叶酸等丰富的食物，比如鸡蛋、牛奶、豆制品。抽烟喝酒等行为会伤害卵巢。

⑤ 适量运动。动动更健康，能站着就别坐着，能坐着就别躺着。

姐妹保健室

焦虑和精神内耗会加速卵巢衰老吗？

会。如前文所述，长期处于不良情绪当中，会导致中枢神经系统改变，造成不可逆的卵巢功能衰退。

第四章

妇科检查

妇科检查对女性是非常有益的,

即使没有不适,

也建议每年进行一次妇科检查。

五项妇科检查

① 性激素六项，用来检查月经紊乱、不规则阴道出血等病症，了解卵巢的基础功能。建议在来月经的第 2～5 天，早上空腹去查激素水平。

② 妇科 B 超，用来检查子宫或者卵巢方面的疾病等。怀疑有卵巢囊肿或者子宫内膜息肉的，建议在月经干净后的 2～3 天做检查。

③ 输卵管造影，用来检查不孕等疾病，比如输卵管是否畅通。需要在月经干净后的 3～7 天，没有同房的情况下检查。

④ 检查黄体功能，主要检查月经不调、早期流产、习惯性流产等。建议在排卵后 1 周，也就是下次月经前 1 周，抽血去查黄体酮。

⑤ 白带常规和宫颈筛查，用来检查阴道炎、宫颈、病变、HPV 感染等。检查前 3 天，不能同房、冲洗阴道或者阴道塞药。

妇科检查的注意事项

经期一定不能做的妇科检查

① 如果患上了阴道炎，一定不能做白带常规或者宫腔镜。血液会模糊医生视线、污染样本，还容易发生感染。

② 乳腺增生需要做胸部彩超。经期激素水平变化，会影响胸部组织、血流情况。

③ 宫颈癌筛查、HPV 检测，建议月经干净后再做。

④ 宫颈涂片检查。宫颈涂片检查是筛查宫颈癌和宫颈病变的重要手段。而经期进行宫颈涂片检查可能影响结果的准确性。因为在经期，子宫内膜可能已经脱落，而脱落的细胞可能会混杂在宫颈涂片中，干扰检查结果的判断。因此，在经期应该避开宫颈涂片检查。

只能经期做的妇科检查

① 月经不调，查性激素六项，建议在经期第 2 ～ 3 天空腹
抽血检查，结果比较准确。

② 排卵功能障碍，在经期第 2 ～ 5 天做超声检测，这时的
窦卵泡数比较准。

经期结束后 3 ～ 7 天做的妇科检查

① 乳腺癌筛查，做乳腺钼靶。这时的乳腺组织比较薄，病
变也容易检查出来。

② 子宫肌瘤，做 B 超检查。

③ 宫颈癌筛查。此时做宫颈癌筛查，能够预防宫颈癌发生，
提高检测结果准确度。

④ 输卵管堵塞，做造影检查。不容易伤到子宫内膜，避免
发生逆行感染。

看清洁度

I 度、II 度是正常；III 度、IV 度有炎症。

如果清洁度 III 度，其他都正常，也没有不舒服，就不需要治疗。如果有轻微的痒，可以用一些益生菌栓剂，注意真正有效的有活性的益生菌栓剂都是冷藏保存的。

看 pH 值

正常的 pH 值范围是 3.8 ～ 4.5，呈弱酸性。如果超过了 4.5，说明阴道环境很可能被破坏了，有患滴虫性或者霉菌性阴道炎的风险。

看乳酸杆菌

乳酸杆菌是有益菌。如果你的乳酸杆菌显示 3 个或 4 个 +，或者更多，说明你的阴道环境是比较健康的。如果是 1 个或 2 个 +，或者没有，就说明你的菌群遭到了破坏。如果别的项目都是正常的，可以使用一些益生菌阴道栓剂。

如何判断是否患阴道炎？

先看白细胞，白细胞的正常范围在 0 ～ 15 个 /HP（HP 指高倍镜视野），如果超过 15 个，就说明你的体内有炎症。

再看真菌、滴虫和线索细胞。正常情况是阴性，如果是阳性或者"+"号，就表示有炎症。

最后看胺实验。如果这一项是阳性，就说明患细菌性阴道炎的可能性很大。

而霉菌性和滴虫性阴道炎，判断比较复杂，需要结合一些诊断试验。

检测结果显示阴性（未检出）或者阳性（检出），阳性说明有该种亚型的 HPV 感染，阴性是没有检测出该种亚型的病毒。

还有的医院把检测病毒分类，在报告上直接显示高危型没有出现感染，或者某种亚型的高危型出现感染。目前医学界发现的 HPV 有 130 多种亚型，但医院并不是所有的亚型都要检测，只做针对性的检测，而且每个医院检测的种类数量也不同。

最简单的方法，就是看报告最后一行的细胞病理学诊断。如果是 NILM，即未见上皮内病变，那大家就可以放心了。

如果是 ASC-US，即无明确诊断意义的非典型鳞状细胞，说明宫颈细胞稍微有点异常，建议查一下高危型 HPV。如果是阴性且没有症状的，1 年后复查；如果有炎症，建议先治疗炎症，半年后再复查。

如果 HPV 是阳性，建议做阴道镜 + 宫颈活检。

HPV 阳性		
种类	含义	治疗
LSIL	发现可疑癌前病变细胞，但不是癌细胞	建议查一下白带常规，进一步明确诊断
HDIL	高度鳞状上皮内病变，有可疑癌前病变细胞，进展为癌细胞的可能性比较大	根据病变程度进行病除术
AGC	非典型腺细胞，很有可能是癌前病变	建议阴道镜检查＋宫颈活检＋宫颈管搔刮术，进一步明确诊断
SCC	提示宫颈已经有癌变	建议及时做阴道镜下的宫颈多点活检，及时就医，尽快治疗

性激素六项报告单

性激素六项是卵泡刺激素（FSH）、黄体生成素（LH）、雌二醇（E2）、黄体酮（PROG）、睾酮（TEST）和催乳素（PRL）。医生通过它们的数值，来判断患者的生殖系统和内分泌系统功能是否正常。

FSH 和 LH 是评估卵巢功能的激素。在月经第 2 ～ 3 天，FSH 在 5 ～ 10 表示卵巢功能基本正常。如果超过 10，就说明卵巢在走下坡路了。

FSH/LH 的值大于 3，可能有早衰的倾向；大于 2.5，可能有多囊的倾向。

PRL 受影响因素比较多，如饮食、运动、紧张等。如果偶尔高一次，或者超过 50 的，建议复查一次；如果超过 100，要加查颅脑 CT，看有没有垂体微腺瘤。

在月经第 2 ～ 3 天时，E2 一般在 25 ～ 45，低于 20 或高于 80 的都提示卵巢功能有问题。

PROG > 15.6 纳摩尔 / 升，那就表示有排卵。LH/FSH > 3，

能帮助我们诊断患者是否有多囊卵巢综合征。

除此以外，性激素六项的数值还能判断闭经的原因，有没有性早熟、女性多毛症等。

以下是性激素六项的正常范围表格，大家可以参考。

LH 正常范围	
测定时期	正常范围
卵泡期	5 ~ 30
排卵期	75 ~ 100
黄体期	3 ~ 30
绝经期	30 ~ 130

FSH 正常范围	
测定时期	正常范围
青春期	≤ 5
正常女性	5 ~ 10
绝经后	> 40

E2 参考值（皮摩尔 / 升）	
测定时间	E2 正常值
青春前期	18.35 ~ 110.10
卵泡期	91.75 ~ 275.25
排卵期	734 ~ 2202
黄体期	367 ~ 1101
绝经后	18.35 ~ 91.75

黄体酮值正常范围

时期	正常范围（纳摩尔／升）
卵泡期	< 3.18
黄体期	15.9 ~ 63.6
妊娠早期	63.6 ~ 95.4
妊娠中期	159 ~ 318
妊娠晚期	318 ~ 1272
绝经后	< 3.18

黄体酮值正常范围

测定时间	正常范围
卵泡期	< 1.4
排卵期	< 2.1
黄体期	< 1.7
绝经后	< 1.2

不同时期血 PRL 正常范围

测定时期	正常范围（微克／升）
非妊娠期	< 25
妊娠早期	< 80
妊娠中期	< 160
妊娠晚期	< 400

性激素水平能够维持正常的生殖功能，若女性体内的性激素水平过低，会导致卵巢功能减退，甚至会出现卵巢早衰，进而会影响正常的生殖功能。若体内的性激素水平过高，则会导致体内激素水平紊乱，进而引发月经紊乱、子宫功能性出血等情况。

姐妹保健室

性激素各项数值异常怎么办？

性激素数值反映的是性功能的强弱，当此数值异常的时候，患者会有性功能异常的现象。如果数值下降，需要通过补充性激素的方法来缓解；如果数值升高，是可以不用进行治疗的。

第五章

私处护理
与HPV

保持私处卫生不仅利于健康,

还能帮助预防妇科疾病,

更能推迟更年期的到来。

私处护理

不用太关心味道问题

很多女生觉得自己私处有异味，害怕被嫌弃。其实大可不必。女生私处自带乳酸杆菌，再加上潮湿的环境和汗液的混合，有异味是正常的。

私处的味道一般是酸奶的味道，主要由我们阴道的 pH 值决定，pH 值通常稳定在 3.5～4.5。私处有酸味主要是因为阴道中含有的乳酸杆菌在体内正常生长繁殖的时候，会呈现出一股自然、微酸、淡淡的发酵味道。

只要气味不是特别难闻，就不用太担心。经常久坐，爱穿紧身裤，不及时清洗内裤，或者内裤不晒干就穿，这都会影响私处的菌群平衡。再加上女生身体结构比较特殊，就更容易滋生细菌。

私处有哪种味道需要立即去看医生？

①鱼腥味。如果还伴有阴道灼热、疼痛、瘙痒，很可能是细菌性阴道炎的表现。

②腥臭味。如果有腥臭味，主要考虑是厌氧菌感染，也有可能是真菌感染。

③恶臭味。当阴道或白带出现恶臭味时，常常是生殖道严重感染，或者是肿瘤引起的。临床上常见的疾病，有宫颈癌、生殖道恶性肿瘤等。特别是老年女性，如果白带出现恶臭，而且颜色鲜红，往往是肿瘤的信号。

私处长东西

①外阴长小疖子。一般是感染引起的，日常多喝水，慢慢就会自动消下去的。

②假性湿疣。一般是淡红色的小丘疹，表面光滑，而且长得很对称。对身体没有影响，可以不治疗。

③尖锐湿疣。长得像菜花，而且越长越多，这是性传播疾病，属于病毒感染。湿疣范围较大，或者长期不消的患者，可以选择做激光治疗。为了预防复发，最好遵照医嘱定期复诊。

姐妹保健室

夏天应该如何避免私处长东西？

①保持外阴的清洁干燥。

②选择合适的内裤，要穿棉质透气的内裤，不要穿过紧或者不合身的内裤，并且勤洗勤换，养成良好的洗内裤的习惯。

③注意预防各种各样外阴或者阴道的感染。要有清洁的性生活，少去不干净的公共浴池。

私处的毛毛到底能不能剃

女性阴毛位于阴阜上面，即耻骨联合前面，青春期开始生长。少数女性也出现不长阴毛的情况。

女性不长阴毛的原因

① 跟遗传有关系，是先天性的。

② 跟体内的激素分泌有关。如果激素分泌出现障碍，或者出现激素分泌紊乱的情况，也容易导致私处不长毛发。

③ 受药物或者疾病影响。如果长期服用激素药物，引发激素水平发生剧烈变动，可能引起私处毛发的脱落，或者

是停止生长。

④ 原发性疾病，比如女性先天性汗腺发育不全导致染色体
缺失，从而影响私处毛发的生长发育。

阴毛的弊端

容易导致瘙痒；容易养虫，比如阴虱；容易滋生细菌，尤其
是月经期。

如果私处的毛毛比较少，可以不剃。因为毛毛可以减少外阴
皮肤与内裤的直接接触，保护生殖器，预防细菌侵入，起到隔离
的作用。除此以外，还有散热、减震缓冲的作用。

如果私处的毛毛太旺盛，已经影响到外观了，可以适当修
剪，但从健康角度来说，不建议剃成光秃秃的。

哪几种情况下需要剃除阴毛？

① 私处手术时，便于消毒和清洁手术区域。

② 私处毛囊、皮肤感染时，把阴毛剃除后，能够充分暴露
患处，方便用药。

③ 感染阴虱后，想要从根本上去除阴虱，一定要把毛囊的
根部清理干净。

姐妹保健室

健康的剃除阴毛方法

①干剪，湿剃。假如你仅仅想剪修，而不是剃掉的话，要在毛发彻底干燥的情况下剪修。假如你需要用剃须刀刮的话，则需要用温水浸泡，10 ~ 15分钟后再进行，这样能够降低对皮肤的刺激性。

②清洗皮肤。修毛或刮毛以前，必须用肥皂或沐浴乳清洗私处皮肤。要是没有清理干净，一旦皮肤被划伤，非常容易受感染。

③选择一把性价比高的剪刀。无论你挑选哪些专用工具，一定要将这些工具作为专门修剪阴毛的专用工具，以降低感染的风险性。

指甲剪。身形较小，特别适合剪修敏感地带。可以选购一个钝指甲剪。山羊胡子、耳毛、鼻毛修剪器，附加一个能够放置在刀头上的保护装置，用于确保剪成统一的长短。专用工具旋转式电动剃须刀，修剪起来反而十分疼痛。

刺绣图案剪子。这是类似指甲剪的小剪子，需要留意尾端很锐利的顶尖。

一个锐利的剃须刀。迟缓的剃须刀会导致形成发痒的鲜红色硬块。假如你的毛发较长，先剪修，再向着毛发生长的方向来刮毛，这样能够防止刺激皮肤。同时应用温和的无香型剃须膏或是凝胶。

④在非常容易清除的区域剪修。最好是站在浴盆里，或是坐在坐便器上。两腿间的区域最好借助镜子。可以选用手镜或是小镜盒。

私处颜色的变化

私处颜色与性生活无关。影响私处颜色的主要因素是性激素。进入青春期后，私处的颜色会随着性激素增多而变深，男女都一样。

影响私处颜色最主要的原因

① 遗传因素。有的人天生头发颜色较浅，肤色白嫩，这类人群相对来说，就是天生白皙，而他们身体的黑色素相对来说也比起其他人更少，所以私处的颜色可能更淡。

② 过度清洁。如果在清洁私处的时候使用肥皂、沐浴露等产品，容易造成私处过度清洁。私处原本有正常的酸碱值，一旦过度清洁会导致私处周围的环境发生变化，打破私处的酸碱平衡，从而导致私处的皮肤慢慢变黑。

③ 多囊卵巢综合征。患有此症的患者可能会出现黑棘皮症，
也会导致患者阴唇变黑。

④ 性激素的分泌。性激素是决定私处颜色深浅的最主要
因素，尤其是雌激素的分泌，对黑色素细胞有"增产"
作用。

一般来说，无论男女，进入青春期后，人体内的性激素水平
会上升。很大程度上，私处颜色的变化是在青春期，也就是说，
你还没有性生活，私处的颜色就是那样了。

最后，以私处颜色的深浅来评判一个人性生活的频率甚至品
性，是非常肤浅和不靠谱的。

私处美白产品真的有用吗？

什么是嫩红素？

嫩红素是脂溶性红色染料，所谓的嫩红素只是将产生的角质层染成红色，角质层逐渐脱落以后，它还是原来的颜色。绝大多数脂溶性染料对我们身体有非常大的伤害。

嫩红素真的能让私处变得白嫩吗？

嫩红素本质上是染色剂，由于皮肤细胞的更换，只有持续使用才有效果，而且还有过敏的风险。

一些诊所还会使用仪器将嫩红素导入表皮内，这样维持时间相对持久，但对皮肤的伤害也更大。

长期将嫩红素涂抹在外阴会刺激、伤害皮肤，导致皮肤更加敏感，容易过敏。大家可以想象一下漂白后脆弱的衣服。这种方法真的完全得不偿失。

美白皂、美白洗液、美白霜和美白精油

这类产品噱头十足而且价格亲民，但是效果基本上是心理作用居多。美白皂、美白洗液其功效是去污，把皮肤洗干净。但是皮肤的底色、色素沉着是没有办法通过这样使肌肤白嫩，这个道理就和美白洗面奶一样，每天使用，脸也不会变白。

安全性：怎么可能"洗洗就变白"呢？不建议直接用美白皂、任何美白洗液清洗私处，用多了还会破坏私密处的 pH 值。

姐妹保健室

远离私处美白的巨坑

为什么有人追求私处美白呢？

首先当然是商家的阴谋！

好多商家都把女性当香饽饽，制造焦虑，欺骗女性消费者，如果只是一般的消费也就算了，但私处护理，对女性的健康和观念影响都太大了，女性与其花大价钱去美白，不如更多地关注私处健康，毕竟健康才是自己的。

最好不要乱用洗液

部分私处洗液标榜产品中含有一定的中药成分，但是治疗效果并不好，长期使用还容易破坏阴道酸碱平衡，反而容易感染。如果没有医生的允许，最好不要乱用任何洗液，每天用温水清洗就可以了。

女生应该关注私处健康

姐妹保健室

①避免高危性行为和多个性伴侣。

②不要使用刺激性的沐浴液或者用其清洗外阴和阴道；不要灌洗阴道，以免破坏阴道内的微环境。

③日常穿着棉质的内裤，保持干爽透气；平时尽量淋浴，不要频繁地泡澡。

④在外上厕所时，应留心坐便器是否干净，有条件时，用消毒清洁湿巾清洁一下再使用。上完厕所后，从前往后擦拭，以免肛周细菌和病原体污染阴道。

⑤经期及时更换卫生巾或者卫生棉条，最好3小时更换一次，避免滋生细菌，导致阴道炎。

生理健康，内裤很重要

为什么内裤看起来不干净？

① 与内分泌有关。有些是上厕所没擦干净的残留，另外还会分泌白带、经血，这些分泌物里大多含有一定量的蛋白酶，它们在洗衣液的作用下会产生氧化变性，时间一久，内裤裆部就会慢慢变黄。

② 与内裤材质有关。无论是什么材质的内裤，时间久了，终究还是会发黄。对于发黄的内裤，哪怕是只黄了一点，最好也扔掉，不然容易滋生细菌或虫卵。

③ 内裤必须是一天一洗，常穿的内裤必须是 3 个月一换，不常穿的内裤是 6 个月一换。

长时间不换内裤，对身体会产生哪些危害？

长时间不更换内裤，便会滋生细菌，破坏女性阴道微生态，引起各类阴道炎，甚至向上逆行感染，引起子宫的炎症。

内裤洗不对，炎症找上门

内裤上的分泌物都是蛋白质，遇热会变性、凝固，它们残留在内裤上会成为细菌、霉菌的养分，体质弱的女生穿上这种内裤，很容易感染病菌。

正确洗法：先用次氯酸消毒液浸泡 1～2 分钟，然后再用冷水搓洗 3 分钟，重点部位着重洗，然后再正常晒干或烘干。

内裤和袜子可以一起洗吗？

不可以。穿过的袜子上面有真菌、白癣菌等，如果和内裤一起洗可能会将细菌带到内裤上，从而诱发阴道炎、尿道炎。穿过的内裤上细菌也很多，可能被带到袜子上，造成感染，从而诱发足癣。

如何选择内裤清洗剂？

女性内裤洗涤剂应选择弱酸性洗液，可选择专用内裤消毒液、肥皂水等，不要选择弱碱性洗衣粉清洗内裤，防止破坏阴道弱酸性环境。

姐妹保健室

网上那些很复杂的洗内裤的方法是否可用？

不建议使用。女性内裤尽量选择手洗，清洗前可先用热水消毒、杀菌，注意不要将内裤和其他衣服共同机洗。

内裤怎么选

材质

① 皮肤比较敏感或者有妇科疾病，选纯棉的。但该材质有两个缺点，一是容易变形，二是普遍颜值不是很高。

② 经常去健身房、夏天出汗多，或者分泌物比较多，可以用透气性好点的面料，如竹纤维。竹纤维非常透气，吸汗也快，还有抗菌抑菌及除臭的功效。

③ 莫代尔面料，手感更为柔软，摸起来也更为顺滑，吸水性好，舒适干爽。其最大的优点就是悬垂性，就算是随便乱放，也不易产生褶皱，有良好的抗皱性，上身也更加自然方便。

④ 冰丝面料，这种材质具有透气、抗静电和防紫外线等特点。

形状

① 低腰三角裤。经常穿低腰裤的可以选，舒适度一般。

② 中腰三角裤。普适性、舒适度都不错，不勒小肚子。

③ 高腰三角裤。冬天或者女生月经期，可以保护后腰和肚子不受凉。

④ 平角裤。包裹性好，大腿根粗的可能有点勒。

姐妹保健室

经常穿一次性内裤对身体有影响吗？

很多一次性内裤是无纺布内裤，所谓的无纺布内裤是由合成的化学纤维制作，这种材料由于透气性差、吸汗能力差又紧贴皮肤，容易引起皮肤不适。透气性差会使外生殖道的温度升高，滋生致病微生物，导致女性生殖道感染性疾病多发，同时会引起外阴湿疹、皮肤过敏等情况。

一次性内裤最大的危害是过敏，所以一次性内裤可以偶尔穿，但是绝对不能经常穿，经常穿会引起妇科疾病，及一些感染性的疾病等。

妇科炎症反复，怎么选内裤？

患有妇科炎症后，内裤的大小、材质和清洗方式都会影响妇科炎症的恢复，应尽量选择刺激性小，也比较透气的纯棉材质。天生容易出汗的可以选择排汗性和透气性更强的莫代尔材质，大小不要选择很紧的，清洗的时候尽量选择冷水，一定不要用开水烫，这样会让分泌物变得更加难清洗。

姐妹保健室

患有妇科炎症的女性也是3个月换一次内裤吗？

有妇科炎症的女性最好在更短的时间内更换内裤，比如细菌性阴道炎的患者应当在治愈阴道炎之后，把所有内裤都换掉。

关于 HPV

HPV 的中文名是人乳头瘤病毒，它其实是一类病毒的统称，70% 以上的宫颈癌都和 HPV 有关。HPV 感染目前没有特效药治疗，但是可以通过接种疫苗来预防感染，不满 26 周岁的可以接种九价疫苗，能预防至少 6 种癌症，其对宫颈癌的预防成功率高达 90%。在有性生活之前接种，效果更好。

HPV 的传播方式

以性生活传播为主；密切接触，比如病毒通过破溃的黏膜以及皮肤伤口进行传播；间接传播，病毒通过日常生活用品传播。

HPV 是如何发展成宫颈癌的？

从感染 HPV 到宫颈癌的发病是一个逐渐演变的过程，通常这个过程要经历 10 ～ 20 年的时间，而且一般是由以下几步构成。

① 感染 HPV。HPV 不进入血液，一开始只会在我们的宫颈上皮细胞上黏附着，慢慢地入侵宫颈组织。

② 免疫力无法清除 HPV。HPV 的不断感染与入侵宫颈细胞中，宫颈组织不断受摧残，最终免疫力下降，这时候可能其他妇科疾病也出来捣乱，如阴道炎、宫颈炎之类的。

③ HPV 致癌基因引起宫颈病变。HPV 在到达上皮细胞之后，上皮细胞的 DNA 和 HPV 的 DNA 会纠缠在一起，这时候会使得上皮细胞变异，改变原来正常细胞的形态和基因，而且这种细胞生得快，死得慢，生命周期极长，这就是癌细胞的早期形态。

④ 癌细胞成型、扩散。这种变异上皮细胞成型后，若是一直没有外界干预，就越来越多，并进一步扩散开来，从而发展为宫颈癌。

感染 HPV 就意味着患宫颈癌吗?

感染 HPV 并不意味着患宫颈癌。绝大多数的 HPV 感染都是无症状的一过性感染。超过 80% 的患者 HPV 可在 6 ~ 24 个月内被机体清除,并不会导致宫颈病变。

但是如果高危 HPV 感染持续 12 个月以上,癌前病变或癌性病变的可能性就会增加。并非所有持续感染均进一步发生,约 10%HPV 感染会持续感染,在 2 ~ 4 年发展成癌前病变,约 1%HPV 感染会发展为宫颈癌。

通常 HPV 持续感染经过 10 ~ 20 年的自然演化会发展为宫颈癌,所以感染 HPV 不意味着患宫颈癌,但是长期和持续的 HPV 感染会增加宫颈病变风险,这是我们要特别注意的。

姐妹保健室

感染HPV需要注意哪些？

①同房时坚持使用避孕套。

②保持健康的生活方式，不吸烟，不喝酒，不熬夜。

③保持乐观的心情，这不是绝症，不要自怨自艾。

④提高抵抗力，养成并保持良好的作息习惯，增强信心。

HPV 的类型及引起的疾病

尖锐湿疣

尖锐湿疣是 6 型、11 型 HPV 感染所导致的表皮增生性的一种疾病。它其实属于性传播疾病当中的一种，临床表现为在我们的皮肤表面长出扁平的新生物，如果不进行治疗，逐渐增大成菜花状的新生物，颜色可能是肤色，也可能是淡粉色的。

80% 以上的尖锐湿疣，是通过直接的性接触传播感染的；还有一小部分，是通过密切的生活接触感染的，例如共用生活用品等，如果父母带有 HPV，在不知情的情况下，给孩子用了，那么孩子感染 HPV 的概率就非常高。

尖锐湿疣产生的原因

尖锐湿疣除了在隐私部位出现一些新生物，还有另一个危害就是它有一些特定的基因型，可能会导致癌变，在女性中最常发生在宫颈部位。还会危害孕妇和新生儿，孕妇可能会引起产道的堵塞出血。感染 6 型或 11 型 HPV，可能会导致新生儿发生喉乳头瘤病，也就是孩子出生以后，咽喉部位出现赘生物，这种病治起来非常困难。

尖锐湿疣病毒的生命力顽强，如果我们的生殖器碰到了不干净的毛巾或者别的东西，也可能会感染尖锐湿疣。通常使用药物治疗尖锐湿疣，如临床上治疗尖锐湿疣的药物主要有鬼臼毒素酊、咪喹莫特乳膏，还有 80% ～ 93% 氯醋酸或二氯醋酸溶液等，能够腐蚀并且祛除疣体。

咪喹莫特可以诱导多种细胞因子及其相关的产物，从而产生免疫调节和间接抗病毒的作用，可用于治疗成人外生殖器和肛周部位的尖锐湿疣。

如果湿疣范围较大，或者长期不消的，可以选择做激光治疗。如果不幸患上了尖锐湿疣，一定要遵照医嘱定期复诊，预防复发。

丝状疣

丝状疣是由 HPV 所致的病毒感染性疾病，是发生于皮肤浅表的外形如丝的小赘生物，因感染 1 型、2 型、4 型、7 型、26 型、27 型、28 型、29 型 HPV 而引起，其中以 2 型 HPV 感染引起的丝状疣最为多见。

HPV 有很多亚型，感染了不同亚型的 HPV 后会引起不同的疾病。丝状疣属于寻常疣的一种，主要是感染了皮肤低危型 HPV 所致。

丝状疣一般是褐色或淡褐色，细长、柔软带蒂的赘生物，数目从数个到数百个不等，有传染性且影响美观，一般长于眼睑、颈项、颏部和头皮等。

千万不要徒手揪掉或者用线勒掉丝状疣，这样很容易传染至其他部位，最好去正规医院选择激光、冷冻或者电灼处理，也可以在家用氟尿嘧啶软膏处理，少量多次涂在小肉丁上。注意局部刺激反应，孕期和哺乳期的女性禁用。

扁平疣

扁平疣是由于感染了 3 型、10 型、27 型、28 型、41 型、49 型 HPV 等引起的，一般可以采用冷冻治疗，维 A 酸、水杨酸、咪喹莫特、氟尿嘧啶等药物治疗，脸部不建议使用冷冻治疗和水杨酸。

传染性软疣

出现晶莹剔透半透明的小疙瘩，有时候还可以挤出奶酪状的东西。正常情况下，2 个月会自行消退。

跖疣

出现针帽大小的丘疹，表面粗糙，呈肉刺状，灰色或污灰色。一般是由感染 1 型、2 型、4 型 HPV 而引起，可以外用水杨酸或液氮冷冻法来治疗。

寻常疣

单个出现，黄豆大小，坚硬粗糙，呈圆形或多角形。一般是感染 1 型、2 型、4 型、7 型、26 型、27 型、29 型、41 型、57 型 HPV 而引起的。通常采用局部治疗，干扰素注射，冷冻治疗。

如果出现以上长疣的情况，一定要到正规医院做 HPV 检查，并在医生的指导下治疗。

姐妹保健室

感染HPV可以正常生活吗？

可以。事实上，刚刚感染 HPV 时绝大多数人并不知情，等到检查发现，通常已经有些时日了。在此期间，你不会有任何异样的感觉，这说明感染 HPV 并不会影响你的正常生活。医生甚至会建议 HPV 的感染者更加积极向上地生活，该吃吃，该睡

睡，该动动，该做做，通常在 8 ～ 24 个月内，HPV
会被自身免疫力清除。

注意，这里说的是 HPV 的感染者，并不是患
者，因为这并不是病。

影响 HPV 感染者正常生活的是心理因素，他们
大多是对 HPV 不了解导致的盲目恐惧。另外，跟
HPV 感染者一起生活的人感染概率极低，因为绝大
多数 HPV 的传播靠的是性接触，间接接触感染的发
生条件非常苛刻。

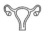 ## 哪些是高危型 HPV？

常见的高危型 HPV 有 13 种，包括 16 型、18 型、31 型、33 型、45 型、52 型、58 型等，其中 16 型和 18 型是最容易引起宫颈癌的，也是最危险的宫颈病毒。

因为 HPV 阳性没有特效药，只能靠增强自身的免疫力，即饮食要均衡，多吃肉蛋奶海鲜等高蛋白食物。另外要适当运动，但不能太累，太累也会导致免疫功能下降。最后就是要保证睡眠充足，心情愉悦就可以了。

姐妹保健室

感染了高危型HPV会很快转变成HPV吗？

从感染高危型 HPV 到宫颈癌是一个漫长的过程，一般需要 10 年左右，在此期间只要及时发现和进行治疗是完全可以阻止病情恶化的。

哪些是低危型 HPV？

低危型 HPV 主要有两种，即 6 型和 11 型。它是引起尖锐湿疣的主要病毒，其他低危型 HPV 在临床上来说风险不会很大。如果持续感染也有可能会引起女性宫颈的低级别鳞状上皮内的病变。但总体来说，这些都是低风险的疾病，也不需要过度干预。

如何避免感染 HPV？

① 同房次数不宜过多。

② 同房时，除非准备怀孕，其他时候都要做好保护措施，戴好避孕套。

③ 性生活前后注意清洁。

④ 经期避免性生活。

姐妹保健室

感染了HPV应该如何消除心理焦虑？

①感染了 HPV，首先应当看一些科普知识，对这个问题有一个初步的了解，知道自己该怎么去做，如何去做。更重要的是我们应当去医院找专科医生咨询，寻求专科医生的指导。

②做好定期的复查。复查 TCT、HPV 类型、HPV 定量，还有阴道镜的检查。阴道镜的检查可以很直观地看到宫颈表面有没有病变，甚至有时候会看到宫颈管里有没有病变，阴道壁有没有病变。如果都没有病变，那就是安全的，大可放心。

③如果还不放心，可以在阴道镜指导下做个宫颈活检，送病理学检查。在这种情况下确定自己没有严重的问题，便可很好地缓解焦虑。

查出 HPV 阳性怎么办？

HPV 阳性不等于宫颈癌，80% 的感染者会在 6 ~ 24 个月内自然清除。HPV 感染目前没有药物可以治疗，少熬夜，多运动，增强体质就是最好的治疗方法。

感染 HPV 后，如果出现以下 3 种情况，需要增加阴道镜检查。

① 查出 16 型、18 型是阳性。

② 查出其他高危型阳性，如 30 型、31 型、33 型、35 型、39 型、45 型、51 型、52 型、56 型、58 型、59 型、68 型，且 TCT 检查有异常。

③ TCT 正常，但有一种高危型 HPV 感染，持续时间超过 1 年。

阴道镜活检（HPV16/18 阳性）

感染 HPV 阳性不用特别担心，因为从 HPV 感染到宫颈癌至少需要十几年的时间。如果你拿着一张 HPV16/18 的报告单，它并不意味着你现在一定患病了，先去做个宫颈活检。

诊断结果一般有以下 3 种：

① 慢性宫颈炎。只要没有癌前病变的字样，就说明你是健康的，不需要治疗，回去间隔 1 年再复查就行了，记得同房时戴好"安全帽"。

② 上皮内瘤样病变。这意味着已经得了宫颈癌前病变。具体的治疗方法需要医生根据病变的级别、感染者年龄、有没有生育过等具体情况来制订对症治疗的方案。

③ 宫颈癌。这得先判断是宫颈癌早期还是晚期后，再根据具体情况治疗。因此拿到 HPV 阳性报告别太紧张，先去做个 TCT。

姐妹保健室

HPV阳性还可以有性生活吗?

能否同房要视情况而定。如果生殖部位有疣状体就不适合同房。如果没有特别的症状，也没有疣状体可以同房，但前提是同房前后清洗外阴，每次同房必须使用避孕套。

治疗期间不建议性生活，以免影响治疗效果。

另外，平时要注意个人卫生清洁，保持固定的性伴侣，避免频繁性生活，同时增加营养摄入，提高身体抵抗力。

筛查宫颈癌需要做哪些？

宫颈癌的筛查主要包括宫颈液基薄层细胞检测涂片检查（TCT）、人乳头瘤病毒（HPV）两项，是为了筛查宫颈癌和宫颈癌前病变所做的检查。

TCT

根据检查结果来判断细胞是否有变异现象，是否有宫颈上皮内瘤变。这个检测就像是查找一下"军营中"是否已经有"叛变"的人。

HPV

HPV 类型比较多，分为高危型和低危型感染，如果出现高危型持续感染时，可能会引起宫颈癌前病变，甚至会导致宫颈癌癌变；低危型 HPV 感染，多会引起尖锐湿疣。

如果 TCT 检查有异常，并且存在高危型 HPV 感染情况，需要及时进行阴道镜检查，必要时取宫颈处组织活检。可以比作看看是否有外敌入侵。

姐妹保健室

打了HPV疫苗后还需要做宫颈癌筛查吗？

打了 HPV 疫苗后仍需要做宫颈癌筛查。因为 HPV 疫苗虽然能够预防大部分的宫颈癌，但是效果并不能达到 100%。接种了 HPV 疫苗以后，会使女性患宫颈癌的风险降低，但是不能保证一定不会患宫颈癌，所以建议有性生活的已婚已育的女性要定期做宫颈癌筛查，可以提前查出宫颈病变或早期的宫颈癌，还可以起到双重预防的作用。

如果发展成宫颈癌，该怎么治疗？

如果女性真的患了宫颈癌的话，也不要太消极。目前，宫颈癌的治疗方法有手术治疗、放射治疗（放疗）、化学治疗（化疗）、靶向治疗以及免疫治疗。但具体使用哪种治疗方案，医生会根据患者的病理类型、肿瘤大小和发生扩散转移的情况，并结合患者年龄以及今后的生育需求，选择最合适的治疗方案。

患宫颈癌后切除子宫就可以保命吗？

不是。如果是晚期的宫颈癌，癌细胞扩散至其他部位，甚至全身，就没有任何办法将其根治，无论是进行手术，还是使用药物来化疗或者是直接放疗，都不可能将体内所有的癌细胞全部消灭，所以建议女性最好做好宫颈癌筛查工作。

HPV 疫苗

HPV 疫苗包括 HPV 二价疫苗、四价疫苗及九价疫苗，不同的疫苗针对的人群也不同。一般来讲，二价疫苗适合 9 ～ 45 岁的女性；四价疫苗从原来的 20 ～ 45 岁扩大到 9 ～ 45 岁的女性；九价疫苗从原来的 16 ～ 26 岁扩大到 9 ～ 45 岁的女性。

	国产二价	进口二价	进口四价	进口九价
预防病毒类型	高危型 16 型、18 型 HPV	高危型 16 型、18 型 HPV	高危型 16 型、18 型 HPV 低危型 6 型、11 型 HPV	高危型 16 型、18 型、31 型、33 型、45 型、52 型、58 型 HPV 低危型 6 型、11 型 HPV
保护时长	至少 9 年	至少 9 年	至少 10 年	至少 6 年
预防宫颈上皮内病变效力	100%	87.3%	100%	100%
适用年龄	9 ～ 45 周岁	9 ～ 45 周岁	9 ～ 45 周岁	9 ～ 45 周岁
疫苗品牌	馨可宁	Cervarix	Gardasil-4	Gardasil-9

每种疫苗的价格和预防的 HPV 病毒类型也不同，可以根据自身需求选择是否接种疫苗或者接种哪种疫苗。

接种 HPV 疫苗后还会感染吗?

注射了 HPV 疫苗后依然可能感染 HPV。HPV 疫苗可以预防 16 型、6 型、18 型、11 型、31 型、33 型、45 型、52 型和 58 型 HPV 等亚型的 HPV 感染，人体接种疫苗后可以起到预防作用，降低感染的概率，但并不能达到 100% 预防的效果。

另外，HPV 有 100 多种亚型，而目前的 HPV 疫苗只对部分亚型的病毒具有预防作用，因此，注射 HPV 疫苗后仍可能感染其他亚型的 HPV。患者注射 HPV 疫苗后也要定期进行 TCT 检查和 HPV 检查，预防宫颈癌的发生。

45 周岁以后还有必要接种 HPV 疫苗吗？

不建议。HPV 感染多发生于性活跃的年龄，通常 18 ～ 28 岁为性活跃的年龄，45 岁以后性生活次数相对减少，所以 45 周岁以后感染 HPV 的概率会明显下降，这时接种 HPV 疫苗没有多大意义。

通常女性在 45 岁以后会逐渐进入绝经期，这时卵巢分泌激素水平下降，相对得生殖器官炎症的机会也会下降。这时候接种疫苗虽然也有一定的保护作用，但是性价比是比较低的。

对于超过 45 周岁的女性来说，此时身体的免疫反应已经变得相当微妙，即便是注射了 HPV 疫苗，也不一定会在机体中出现明显的抗体，所以效果也是微乎其微的。建议 45 岁以后每年到医院做好宫颈癌的筛查，会比接种 HPV 疫苗效果更好。

姐妹保健室

接种HPV疫苗后的有效防护期只有六七年吗？

不是。二价和四价这两种 HPV 疫苗是在 2006 年上市，到目前为止，两种疫苗都有 10 年以上的应用，依然还有很强的保护力。九价疫苗上市的时间相对晚一些，对于九价疫苗接种的随访，有关资料显示，在接种之后六七年内，发现还对宫颈癌有预防作用。

五种情况不能接种 HPV 疫苗

① 妊娠期，如果在不知道怀孕的情况下接种了一针，剩下的两针可以在哺乳期结束后打。

② 哺乳期不要打。注射疫苗可能对母体产生刺激作用；打疫苗可能导致药物通过乳汁传递给婴儿，影响其生长发育。

③ 在发烧感冒，免疫力低的时候最好不要打。

④ 备孕期不建议打，最好在哺乳期结束后再打。

⑤ 月经期最好不要打，一定要避开月经期。HPV 疫苗需要在人体免疫较强和健康期间进行注射。月经期人体免疫能力下降，不适合注射疫苗。

姐妹保健室

接种HPV疫苗后，需要注意哪些方面？

①接种部位反应：部分女性在接种 HPV 疫苗后，在接种部位会出现硬结、疼痛等反应，通常不需要特殊处理，一般会在一两周内恢复。如果有发热、心慌等过敏反应，应立即就医。

②注意休息：接种完疫苗后要注意适当休息，不能劳累或剧烈运动。

③调节饮食：注意饮食清淡，避免进食辛辣刺激、油腻及海鲜类食物。

④注意避孕：HPV 疫苗接种后不影响同房，但由于 HPV 疫苗是一种病毒灭活疫苗，对妊娠的影响不明确，所以同房时要采取避孕措施。有生育意愿的女性可在全程接种完后的半年，在医师的指导下备孕。

HPV 阳性还能接种 HPV 疫苗吗？

HPV 阳性一般是可以打 HPV 疫苗，HPV 疫苗能够预防多种 HPV 亚型的感染。如果患者只感染了一种 HPV 分型，在接种 HPV 疫苗后能够预防其他 HPV 亚型的感染，所以在接种疫苗前做个 HPV+TCT 筛查还是很有必要的。

姐妹保健室

女性有可能一次感染多种类型的HPV吗？

可能。一般情况下，同房年龄过早、性交伴侣过多、免疫力低下的女性感染多种类型 HPV 的概率较大。

第六章

孕产健康

孕育生命是一个漫长而艰辛的过程，

生一个健康、可爱的宝宝

又是每对父母最大的愿望。

什么时候备孕比较合适?

　　女性最佳怀孕年龄为 23 ～ 29 岁，最好不要超过 30 岁，这一时期女性卵巢功能处于最佳状态，其排出的卵子质量高，所以是受孕的最佳时期。在此期间由于女性的身体精力比较旺盛，精神状态好，只要是月经周期规律，卵巢能够正常排卵，在排卵期发生性生活就有利于提高怀孕率。另外，这一时期是女性身体的最佳状态，怀孕后对宝宝的生长和发育都是很好的。

　　超过 35 岁，生育能力下降，可能会增加不孕、怀孕变难、流产等风险。适龄产妇的流产率只有 11%，高龄产妇的流产率则高达 31%，相应的并发症如妊娠期高血压综合征、妊娠期糖尿病、胎儿宫内窘迫、流产、早产等风险都会大大增加。

备孕时需要补充哪些物质?

　　孕期必补的物质——叶酸。孕期不同阶段补充叶酸的剂量不同，作用也不同。孕早期摄入叶酸不足，会增加胎儿出现神经管缺陷的风险；孕晚期摄入不足，会增加孕妈贫血、流产、早产的风险。

　　很多女生身体代谢叶酸不理想，所以一定要做叶酸基因检测，如果是 CT/TT 型，就一定要补充活性叶酸。沿海地区或甲状腺功能减退的孕期女生，建议服用无碘版叶酸。

　　孕期必补的物质——钙。如果孕期补钙不足，不仅会影响胎儿的骨骼发育，还会加重孕妈腿抽筋、骨质疏松等问题。

　　孕期必补的物质——铁。有数据显示，约有 40% 的孕妈会发生缺铁性贫血，危害有多大，就不具体展开了。

　　孕期必补的物质——DHA。它能促进胎儿的神经、视力、免疫系统和智力发育，还能降低早产儿的风险。

　　目前我国和国际专家的共识是，孕妇每天要补充 DHA200毫克，婴儿 100 毫克。最好是食补，可以每周吃两三顿深海鱼。如果做不到，建议可以额外补充。

孕期必补		
营养素	何时补？	补多少？
叶酸	备孕到生产	0.4 ~ 0.8 毫克 / 天
钙	孕中期到哺乳期	1000 毫克 / 天
铁	孕中晚	30 毫克 / 天
DHA	孕 3 月到哺乳	> 200 毫克 / 天

姐妹保健室

30岁以后备孕是否还需要补充其他的东西？

备孕期间除了补铁、补钙、补叶酸，孕妇缺锌也会直接影响胎儿重要器官的发育，比如大脑、心脏等，同时也会增加胎儿神经系统畸形的概率，增加早产或流产的风险。因此，孕妇应特别注意在孕期内锌的补充，才能降低缺锌风险。

很多女性可能会说，补这补那太麻烦了，记不住怎么办？没关系，你可以直接选择多种维生素制剂，市面上有一片制剂包含多种维生素的产品，简单省事。

此外还建议备孕妇们注意"一多一少一适量"。多吃蔬菜、奶类和大豆；少油少盐，控糖限酒；适量吃鱼、禽、蛋、瘦肉。

备孕时影响怀孕的因素

输卵管

输卵管是女性生殖系统中重要的一部分，输卵管如果出现了相应的问题，就会影响女性怀孕，尤其是输卵管粘连、输卵管过长或者狭窄、输卵管炎症等都是导致不孕症的因素。

输卵管的主要作用是运输卵子和受精卵，就如同牛郎织女相会的鹊桥，所以输卵管不只是"管"，还是一座"生命之桥"。想要顺利怀孕，保持输卵管通畅是必要的。

输卵管一头连着宫腔，一头上端像小手一样（伞端）在卵巢边上"守株待兔"，一旦有卵子排出，马上就会被送入输卵管腔。卵子的样子圆鼓鼓、胖嘟嘟的，"走"起来非常慢，也需要输卵管推动它，而精子这个"精神小伙"却可以自己跑得很快很远。它们俩相遇的地方并不是宫腔，而是在输卵管的壶腹部。卵子与精子结合形成受精卵，再通过输卵管的蠕动把它推送至宫腔。由此可见，如果输卵管堵塞或是通而不畅，或是伞端有粘连等，都会影响正常的受孕，还有可能引起宫外孕或不孕症。

输卵管不通的原因

女性频繁流产，护理不当

流产对女性健康的伤害非常大，而频繁流产的伤害都是不可逆的，对于女性而言，不仅会伤害到子宫，还会造成女性的输卵管堵塞。尤其是每次流产之后如果护理不当，细菌进入体内，对输卵管产生继发性感染，是非常容易导致堵塞不孕的。

生殖道感染

淋病、奈瑟菌、沙眼衣原体性子宫颈炎以及细菌性阴道病与盆腔炎性疾病的发生密切相关。如果发生妇科相关炎症，一定要及时检查就诊，不要掉以轻心，这样就可以预防炎症蔓延，从而保证生殖器官的健康。

另一半不注意卫生

很多女性自己是非常注意卫生的，但是在两性方面，光自己注意卫生并不能避免患病，如果另一半不注意卫生，一样会伤害到自己的身体。一旦细菌进入女性体内，就会使输卵管堵塞的概率提高。

炎症感染蔓延

有过子宫内膜炎、阑尾穿孔等病史的女性，其输卵管受损的机会就会增加，也是导致输卵管堵塞的原因之一。

长期阴道流血

由于妇科肿瘤、异常子宫出血等造成月经过多、经期延长等不规则的阴道流血时，如果没有及时治疗，可能会导致继发感染致使输卵管堵塞，输卵管功能受到影响，容易造成女性不孕。

姐妹保健室

如何治疗输卵管粘连？

输卵管粘连的原因主要是感染炎症，炎症很容易导致输卵管粘连，输卵管发生粘连，就会对受孕产生影响。目前对输卵管粘连的治疗主要以物理疗法、药物疗法与手术疗法为主，不同程度的粘连采取的治疗方法也不尽相同。

①药物疗法。适用于症状较轻的粘连患者，通过药物调理，可以恢复输卵管蠕动能力，消除炎症影响，达到疏通输卵管的目的。

②物理疗法。通过利用短波、离子疗法、灌肠等方式，促进局部血液循环，达到消除细胞水肿，

恢复输卵管正常功能而逐步缓解粘连的症状。

　　③手术疗法。手术也是目前用得最多，效果最好的一种方法，通过利用如宫腹腔镜，COOK 导丝等技术实现微创疏通输卵管的目的，疏通快且效果明显。

卵泡

越年轻的女性卵巢中窦前卵泡越多，当年龄增长到一定程度时卵泡逐渐减少以及储备功能下降，通常是正常现象，对机体没有较大影响。某些患者的卵巢中有多个窦前卵泡，通常较小，仅有 6～7 毫米，同时不发育、没有优势卵泡以及不排卵，对患者影响较大，多见于多囊卵巢综合征。

什么是卵泡？

许多准妈妈误认为卵泡就是卵子，其实，卵泡和卵子是包含关系，卵泡内包含卵子和卵泡液。卵巢在来完月经以后，开始有卵泡发育，逐渐发育到排卵期，成为成熟的卵泡。

正常情况下，每个卵泡里面包含一个卵子以及卵泡液。卵泡发育到 1.8～2 厘米时，发育成熟，卵泡壁破裂，继而排出卵子，称为排卵。

　　卵泡液排到盆腔内，卵子被输卵管伞端拾起，送到输卵管壶腹部等待受精。卵子是真正用于受精，孕育新生的；而卵泡是在形成的过程中，将卵子包裹在内进行保护。不是所有卵泡中都有卵子，这和不是所有的花生壳中都有花生仁是一个道理。有些年龄较大的女性，可能会出现空卵泡综合征。

姐妹保健室

卵泡较小不容易怀孕吗？

　　在不同阶段，卵泡的大小是不同的，它会随着激素水平的影响逐渐增大，正常的卵泡在直径达到 18 ~ 25 毫米排卵，才具有受孕的能力。若是卵泡比较小或者没有成熟就排卵，受孕困难，即便怀孕也容易流产。

　　通常卵泡小要检查是当时卵泡小，还是整个生长周期中卵泡都小，还要注意是否有小卵泡排卵的现象。

　　如果检查时发现卵泡小，可以通过定期的监测排卵，观察卵泡是否长大；如果卵泡如期长大且排卵，说明卵泡发育正常；如果是多个卵泡都很小，生长得慢且无排卵，需要进一步检查确诊是否存在内分泌性疾病。

排卵障碍

比如多囊卵巢综合征、黄体功能不全、高泌乳素血症、卵巢早衰等问题都有可能影响怀孕。

多囊卵巢综合征

多囊卵巢综合征其实是生育年龄的女性比较普遍的一种内分泌失调以及代谢不太正常的疾病。它的表现症状主要是排卵紊乱，比方说慢性排卵或者是无排卵，还有高雄激素血症，意思就是说你体内的雄性激素分泌过多，以及卵巢多囊样改变，也就是说你的卵巢里面生长出了比正常人多很多的卵泡，一般是大于12 个以上，可以被认为是卵巢多囊样改变了。

以上 3 种病症你只要满足 2 条，基本上就可以判定为多囊卵巢综合征了，出现这些症状都需要去医院进行检查，如性激素六项检查和妇科 B 超检查。

如果你月经不调，没有吃一些容易长胖的食物却非常容易长胖，有体毛过多以及经常油脂性分泌过多导致脸部或者是前胸、背后长痘痘等特征，最好及时去医院做相关检查。还有一点就是，患多囊卵巢综合征的人不一定都有以上症状，可能只有月经不调这一种症状，具体的诊断还是要去医院做完检查后才能确定。

多囊卵巢的发病原因

其实至今都没有能够在临床医学上检测出多囊卵巢综合征具体的发病原因，女生们基本可以将其理解为一种内分泌失调导致的疾病。不过它也有可能受遗传因素的影响，妈妈可能遗传给女儿。

多囊卵巢会给我们的生活带来哪些影响？

月经不调

其实得了多囊不代表你一定会月经不调，而且月经不调也不一定代表你就患上了多囊卵巢综合征，尤其是对刚来月经的女生来说，月经不太稳定，还没形成规律，不能因此就判定自己为月经不调，更不要因此特别焦虑。

女生们最好多关注自己的月经情况，月经不规律其实很容易产生其他妇科疾病，如果只是偶尔月经推迟或者一次月经不来，倒没有太大关系，可能是生活作息不规律导致的。但是如果超过3个月没来月经，可能会使子宫内膜越来越厚，很容易长出息肉或者是引发其他的情况，一定要去医院检查一下，看看具体是什么原因导致的，在医生的指导下对症调理。

肥胖

即使你没有暴饮暴食，但是喝凉水也会胖，这很可能是因为内分泌失调导致的。

长痘痘、体毛过多等

很多女性的面部、前胸后背会因为身体油脂分泌过多而出现一些痘痘，这也是多囊卵巢综合征的一种表现。当然长痘痘和体毛过多可以通过护肤、运动等方式来改善。

较难怀孕

患多囊卵巢综合征的女性可能要比普通人难怀孕，因为在很长的时间里才能排出一个合格的卵子，但不是说就完全不孕，有很多患有多囊卵巢综合征的女性是完全能正常怀孕的，因此不要过度担心。

多囊卵巢如何调理和治疗？

多囊卵巢大部分情况很难治愈，一般是通过吃激素药治疗，但是一定要在医生的指导下使用，激素药一般不会导致突然的体重增加或者影响身体器官。吃激素药其实相当于我们在人为地给身体补充激素，帮助规律来月经。除此之外，还可以通过中药调理，无论是采用哪种调理方式，都一定要去正规的医院，在医生的指导下调理和治疗。

黄体功能不全

黄体功能不全的意思是黄体的功能出了问题。黄体是卵巢排卵后形成的、具有内分泌功能的细胞团，在新鲜的时候是黄色的，所以被称为黄体。黄体的基本功能是合成和分泌孕激素，而孕激素能帮助子宫做好怀孕的准备。如果把怀孕看成一颗"种子"的萌芽、生长，那么受精卵就是这颗"种子"，子宫是种子生长的"土地"，黄体就是种子的"养料供应员"，并且是孕早期唯一的"养料供应员"，因为在孕 12 周以前，这个角色由妊娠黄体充当，而在 12 周后，则由新长出的胎盘接任。

黄体分泌出雌孕激素，能让受精卵更好地在子宫"扎根"。受精卵成功着陆后，黄体就变身为妊娠黄体，充当胚胎的"保姆"，生成胎盘，确保宫内状况稳定。

孕早期黄体分泌的高浓度黄体酮（即孕酮），能够保护子宫内膜，稳定受精卵的着床环境，对增大的子宫起镇定作用，为早期胎儿生长及发育提供支持和保障。所以当黄体功能出问题时，孕激素就会不够用，从而导致怀孕困难。此外还会导致排卵型功血、孕卵着床障碍、不孕、反复流产等。

黄体功能不全的发病原因

通常来说，黄体功能不全与卵泡本身不成熟、质量差，黄体合成黄体酮不足以及子宫内膜对黄体酮的反应性差有关。另外，节食、过量运动、促排卵治疗和高泌乳素血症等都可能是黄体功能不全的诱发因素。

需要注意的是，黄体功能不全是一种异质性疾病，它没有一致的病因和发病机制，一个人可能存在一个或多个病因，而不同个体间或多或少存在差异，和多囊卵巢综合征十分相似。

黄体功能不全一般有哪些症状？

月经失调。黄体功能不全的患者，会出现月经周期缩短（小于 28 天）、来月经次数增多和经前淋漓出血。

不孕。在生育期的女性比较难受孕，或者怀孕了也容易出现胚胎不稳定的情况。

基础体温变化。女性排卵后次日，因卵巢形成黄体，黄体分泌黄体酮会使体温上升 0.6 摄氏度左右，而使体温呈现高低两相变化，高温期约 14 天。黄体功能不全患者则会出现体温上升得比较缓慢，或者上升的幅度不大，通常会小于 0.5 摄氏度的现象，而且体温升高的时间仅持续 9 天左右。

如何调理黄体功能不全？

药物治疗。都说缺啥补啥，黄体功能不全时没办法直接补充黄体，我们只能采取"曲线救国"的方式——补激素。黄体酮是目前用于黄体支持的主要孕激素，在黄体期补充孕激素使用黄体酮类药物制剂，常见的如黄体酮注射液、口服剂型、黄体酮凝胶（雪诺同）等。注意：药物一般会对身体产生不利的副作用，在使用药物时，一定要记得遵医嘱，定期到医院检查，避免药物过敏或出现其他问题。

补充碳水化合物。黄体功能萎缩是女性体内激素水平紊乱造成的，可以吃一些豆类，如黑豆、黄豆等蛋白质充足的食物，改善黄体功能，促进排卵。

合理饮食。服药调理期间，一定不能吃刺激性食物，避免吃麻辣、辛辣的食物，以免刺激肠道，同时按照食物营养金字塔来合理安排每日膳食，保证摄入营养充足。科学饮食，增强自身抵抗力。

改变不良生活习惯。减少劳累，充分休息，能有助于体内激素的恢复。

人体是个精密度很高的整体，某一方面出现问题往往不是单一问题导致的，所以当遇到黄体功能不足时，找到原因，对症调理，才能有好的效果。

高泌乳素血症

高泌乳素血症是指没有怀孕的女性或男性血液中含有过量催泌素的病症。高泌乳素血症在女性中较为常见。当女性患上这种病症时，可能会出现受孕困难，或在没有怀孕时乳房就开始溢乳。高泌乳素水平会干扰其他激素的正常分泌，如雌激素和孕激素。这可能改变或使女性体内的卵子停止排出（卵子从卵巢释放出来），还可能导致经期紊乱甚至闭经。但是也有一些女性体内的催泌素水平较高，却没有出现任何症状。

常见的致病因素

- 脑垂体瘤（催泌素瘤）
- 甲状腺机能减退（甲状腺功能低下）
- 使用治疗抑郁、精神病及高血压的药物
- 服用中草药，包括葫芦巴、茴香和红车轴草
- 胸壁受到刺激（刺激源可能是外科手术留下的伤痕、带状疱疹，甚至可能是一个过紧的内衣）
- 某种食物
- 乳头刺激

大约有 1/3 的高泌乳素血症病例没有找到致病因。

怎样检测高泌乳素血症？

血液检测可以测量高泌乳水平。如果你刚刚进食或处于压力之下，体内的高泌乳水平有时会更高一些。所以，你可以在禁食或放松之后，再次接受检测。建议抽血前一晚不要熬夜，最好空

腹，抽血前先静坐半小时，避免其他因素干扰检测结果。医生也可以为你做身体检查来找出一些明确的病因。如果第二次检查时仍显示高泌乳水平高，医生可能会用核磁共振（MRI）扫描你的大脑，以检查你是否患有脑垂体瘤。

如何治疗高泌乳素血症？

具体的治疗方法根据病因而定。如果找不到任何致病因，或是本身患有脑垂体瘤，一般会采用药物治疗的方法。

甲状腺替代药可以用于治疗甲状腺功能减退，它也能够使高泌乳水平恢复正常。如果你使用的常规药物是高泌乳水平高的，那么医生将会调整用药，或增加一种药物来帮助你降低体内的高泌乳水平。最常用的药物是溴隐亭（溴麦角环肽）。一开始医生会让患者服用较低剂量的药物，再缓慢增加剂量，直到患者的高泌乳水平恢复正常。调理会持续到患者的症状减轻，或者直到你怀孕了（如果目标是怀孕的话）。通常来说，一旦怀孕后，医生便会停止调理。

当然不是全部有高泌乳素血症的女性都需要调理，如果患有高泌乳素血症的女性没有分泌雌激素，便需要接受令其恢复雌激素分泌或为其提供雌激素的调理方案。如果没有找到病因，或高泌乳素水平是因为小型脑下垂体瘤引起的，而该患者仍在分泌雌激素，则可能不需要调理。高泌乳素血症女性也可以服用避孕药，以避免怀孕或使自己的经期变得规律。

如果做 MRI 检查出垂体肿瘤很大，且其症状无法通过药物改善，则可能需要进行外科手术。

卵巢早衰

如果把女性比作一汪泉水，那么卵巢就像是泉眼，左右着女性一生的枯荣兴衰。如果说子宫是女性生殖系统中的皇后，那么卵巢就是太后。卵巢功能在女性 25 岁达到巅峰，30 岁出现下降趋势，35 岁衰老加速，平均到 49 岁几乎"退休"。

卵巢早衰，就是卵巢提早衰老，也叫早发性卵巢功能不全，指的是卵巢功能衰竭所导致的 40 岁之前发生闭经的现象。简单来说，就是本该 30 ～ 40 岁的卵巢却已是 50 岁的样子。

诊断标准

目前公认的卵巢早衰的诊断标准有 3 条：

① 女性患者年龄小于 40 岁。

② 月经稀发或停经至少 4 个月以上。

③ 持续两次间隔 4 周以上的 FSH（卵泡刺激素，主要作用为促进卵泡成熟）> 25 单位 / 升。这需要到医院抽血检查性激素才能确定。

卵巢早衰的症状及发病原因

卵巢早衰常见表现为 40 岁前月经不规律，周期时长时短，甚至无月经来潮、潮热、出汗、情绪烦躁、失眠多梦等。

卵巢早衰是量变引起质变的结果，日常生活中的一些坏习惯，会在不知不觉中加速卵巢的老化。

① 不良生活方式，如熬夜、抽烟、喝酒、不科学减肥、频繁人流等。

② 遗传因素，大约 10% 的卵巢早衰患者有家族史。

③ 医源性因素，指医疗过程中所引发的卵巢功能损伤，包括手术、放疗和化疗。

④ 自身免疫因素是女性发生卵巢早衰的主要原因，如免疫性肾上腺疾病、桥本氏甲状腺炎等。

如何治疗卵巢早衰？

对于卵巢早衰的治疗，首先我们要有正确的认识，卵巢早衰不同于正常的绝经。

如果发现自己有卵巢早衰的迹象，又在 40 岁以下，建议到医院做这几项检查：超声波、性激素、AMH、遗传免疫相关的检查等，这些检查可以帮助我们早发现、早干预、早治疗。

如果确认患上了卵巢早衰，需在医生的指导下长期采用雌孕激素的替代治疗，以恢复月经周期，缓解潮热、盗汗等更年期症状，预防远期并发症（如骨质疏松、心血管疾病、早老性痴呆等），以及防止子宫萎缩。无禁忌证的患者都应常规用药，用药后应定期监测。

有些人担心使用激素治疗有副作用，激素替代治疗并非洪水猛兽，正确使用可以帮助卵巢早衰患者正常来月经，延缓更年期到来，缓解更年期症状，甚至可能完成患者的生育愿望。

卵巢可以保养，但绝不是通过按摩、保健品、某种食物就能完成的。如果想要保养好卵巢就尽量不要做以下这些事情来伤害卵巢：反复人流，频繁吃紧急避孕药，为了减肥拼命节食，使用劣质化妆品、染发剂等。

子宫因素

子宫性不孕的原因有子宫畸形、子宫内膜炎、人工流产术后宫腔粘连、子宫肌瘤、子宫内膜功能不全、子宫位置异常、子宫发育不良，以及其他方面。

接下来，我们将详细介绍子宫性不孕的原因。

子宫肌瘤

　　子宫肌瘤是女性常见的一种子宫疾病之一，虽然大部分子宫肌瘤是良性的，但它也常常会在女性受孕期间出来捣乱。

　　子宫肌瘤，是女性生殖系统中最常见的良性肿瘤之一，多见于 30 ～ 50 岁女性，41 ～ 50 岁尤为高发。如果说子宫是一个房间，肌瘤就像子宫墙面上长出的小石头，子宫肌瘤有的小如豌豆，有的大如足球；数量上也差异很大，少则一个，多则达上百。它们会让原本光滑的子宫壁失去弹性和收缩功能，进而影响月经。

　　目前，子宫肌瘤确切的发病原因尚不统一，唯一可以明确的是，它是一个激素依赖性疾病。雌孕激素水平失衡的女性，往往更容易出现子宫肌瘤。

　　子宫肌瘤在青春期前很少见，育龄期高发，绝经后很少有新发肌瘤，因此医学界一般认为，它的发生和生长与女性雌激素和孕激素的长期刺激有关。而导致女性性激素异常的因素有很多，如月经初潮早、卵巢肿瘤、脑垂体瘤等。现代职场女性工作

压力大，熬夜、久坐、饮食不规律也都成了雌孕激素分泌异常的
因素。

虽然子宫肌瘤发病率高，但它是比较"友善"的，绝大多数
子宫肌瘤不会恶化，而且多数肌瘤还会在绝经后自行缩小，因此
不是所有肌瘤都需被切掉。

子宫肌瘤为什么会影响怀孕？

肌瘤可能会挤压输卵管，影响精子的运行，从而阻碍自然受
孕，甚至还会阻碍受精卵着床，从而导致不孕或妊娠率降低。

子宫肌瘤即使在妊娠阶段也会得到滋养，和胎儿争夺有限的
营养物质，对胎儿的正常身体发育也会造成不利影响。如果肌瘤
长在胎盘附着的位置，就如树根中间出现空心，会造成胎盘早剥
或胎盘不稳等各种现象。

子宫肌瘤如何治疗？

无症状肌瘤一般不需治疗，特别是近绝经期妇女，但出现症
状可考虑进一步治疗。如患者症状轻、近绝经年龄或全身情况不
宜手术，则建议药物治疗。用药的主要目的是减轻症状、术前用
药可缩小肌瘤、降低手术难度，近绝经期用药可以提前绝经等。

如果肌瘤凸向子宫内膜、压迫子宫内膜，出现月经量多、经期延长等导致贫血，尿频、里急后重，怀疑恶性病变，绝经后肌瘤长大，肌瘤导致慢性盆腔痛，带蒂肌瘤扭转引起急腹症，不孕/反复流产（排除其他因素，考虑肌瘤是不孕或反复流产的原因）等临床症状，需要手术治疗。具体会根据不同情况选择腹腔镜或开腹手术。

对于黏膜下肌瘤或者肌壁间肌瘤凸向宫腔者，可能影响受精卵着床和妊娠，肌壁间肌瘤可能导致宫腔变形而引起流产，我们会建议先行宫腔镜检查评估，必要时行宫腔镜冷刀子宫肌瘤切除术后再备孕。

预防子宫肌瘤的方法

① 避免长期接触雌、孕激素类药品或保健品等。

② 及时治疗子宫其他疾病。

③ 注意经期及性生活卫生。

④ 保持健康心理状态，注意劳逸结合。

⑤ 定期体检，有月经异常等妇科症状的患者，及时就诊。

子宫内膜炎

子宫内膜炎是指各种原因引起的子宫内膜的炎症。按照病程的长短，可以分为急性子宫内膜炎和慢性子宫内膜炎两种。发生子宫内膜炎之后，整个宫腔常常出现水肿、渗出，急性期还会导致全身症状，出现发热、寒战、白细胞增多、下腹痛；白带增多，有时为血性或有恶臭；有时子宫略大，子宫有触痛。慢性者表现也基本相同，或有月经量过多、下腹痛及腰骶坠胀明显。

发病原因

慢性炎症引发子宫内膜炎

子宫内膜虽有周期性剥脱，但其基底层并不随之剥脱，一旦基底层有慢性炎症就会长期感染内膜的功能层，导致慢性子宫内膜炎。

不注意经期卫生引发子宫内膜炎

女性月经期不注意保持外阴清洁，宫腔内操作的小手术，或未经严格消毒即在月经期进行阴道检查等，都可使外界的病原菌乘机侵入。经期性交及与患有性病的异性性交，也容易感染。

宫腔手术操作不规范引发子宫内膜炎

不完全流产感染，分娩时胎膜早破或产后胎盘、恶露残留在宫腔内，不规范的宫腔手术操作，消毒不严的妇科检查等都会导致存在于阴道及子宫颈管内的病原菌上行感染引起子宫内膜炎。

子宫腔内病变引发子宫内膜炎

如长期子宫出血、子宫内膜息肉、黏膜下肌瘤等，它们表面覆盖的子宫内膜容易发生感染而引起子宫内膜炎。当合并内科疾病，如贫血、慢性消耗性疾病等，机体抵抗力下降时更容易发病。

子宫内膜炎对怀孕的影响

子宫内膜充血、水肿、大量炎性物渗出，间质内有大量浆细胞及淋巴细胞浸润，这些变化可影响精子的运行及受精卵的植入和发育。

子宫内有炎症时子宫内膜是不能为着床受精卵提供足够营养的，而且炎症渗出物也有杀伤精子作用，造成不孕。

子宫内膜炎的治疗方式

① 抗生素药物治疗。临床上治疗子宫内膜炎，医生通常采用广谱抗生素，原则性进行用药，并且施行联合用药来进行治疗。在用药方面，应连用 14 日，以确保急性期阶段治愈。另外，如果患者口服抗生素的治疗效果不明显，或者是出现感染扩散的情况，以及患者在分娩、流产或宫腔手术后发生感染等情况，这些情况需住院静脉输注抗生素来治疗。

② 中药治疗。主要为活血化瘀、清热解毒的。

③ 手术方式引流脓液。若是病情严重，脓液蓄积形成囊肿的患者，一般采用手术方式来引流脓液，然后结合抗生素来进行治疗。

预防子宫内膜炎

生活中可以从以下几个方面来预防子宫内膜炎：

① 注意个人卫生，每天用温水清洗外阴，谨慎使用清洗液。

② 内裤要勤换勤洗，最好每天更换，最好选择宽松一点的棉柔内裤。

③ 产后、流产手术后要做好个人卫生，不使用不洁卫生巾，卫生巾勤换。

④ 科学避孕，避免反复人工流产。

⑤ 杜绝不洁性交，避免病原体自阴道进入子宫腔，引发子宫内膜炎。

子宫内膜功能不全

子宫内膜功能不全也会导致不孕，子宫内膜功能不全可以分为 3 种症状，分别是子宫内膜萎缩、子宫内膜异常增生、黄体期内膜功能不全。

子宫内膜萎缩

子宫内膜萎缩，即萎缩性子宫内膜，也就是说子宫内膜缺乏对激素的反应，造成内膜腺体和间质未发育和增生，呈现萎缩样变化。一般与卵巢功能下降、垂体病变、子宫内膜癌等原因有关，此类患者子宫内膜很薄，基本不来月经了。

子宫内膜萎缩对身体有哪些影响？

如果子宫内膜变薄，脱落时就会导致月经量减少、月经推迟及经期紊乱等症状出现，甚至还有可能出现停经的情况。此外还会有不孕、反复流产、早产等风险。

应该如何治疗？

子宫内膜萎缩多属于卵巢功能不好或者雌激素低影响的，所以建议及时进行抽血检查内分泌情况，对症选择雌孕激素等调经治疗，同时生活中应该加强营养，平常多吃大豆类食品，避免着凉。如果女性已经到更年期，那么卵巢功能低下属于正常衰老。

子宫内膜异常增生

子宫内膜异常增生，是内分泌紊乱性疾病，又称为功能紊乱性的异常子宫出血。是子宫内膜的上皮细胞长得太快太旺盛，从而出现内膜增厚、月经淋漓不尽、阴道异常出血、月经量过多、贫血等临床症状。

内膜的生长和脱落与激素息息相关，可以说离开雌孕激素，内膜就会失去"活力"。但同时，激素也是"祸害"内膜的第一"黑手"，当雌孕激素平衡失调，雌激素的作用增强或孕激素的作用削弱，都会导致内膜发生异常。内膜上皮就会过度增长，越来越厚，又不能正常剥脱，严重的话可能会癌变。

肥胖、初潮过早、绝经晚、不孕、家族癌瘤（尤其是子宫内膜癌、结肠癌、卵巢癌和乳腺癌）史等也是引发子宫内膜增生和子宫内膜癌的高危因素。

子宫内膜异常增生对怀孕的影响

子宫内膜是受精卵发育的温床，子宫内膜薄、厚、异位对受孕都会产生影响。只有在子宫内膜正常的情况下，胚胎才可以顺利着床并发育成胎儿。

当子宫内膜发生增生时，内膜厚度会增加，容受性降低，这样在一定程度上降低了怀孕的可能性。因此，有生育需求的年轻患者，应在备孕前积极处理，治愈后尽快寻求医生的帮助，制订最佳的备孕方案。

如何治疗？

子宫内膜增生的治疗要根据年龄、有无生育要求、病变程度等情况来综合治疗。

① 如果子宫内膜增生不伴非典型增生（单纯性增生及复杂性增生），对存在长期异常子宫出血、肥胖、应用孕激素受体拮抗剂等高风险患者，建议长期、定期使用药物治疗（补充孕激素），无生育要求者可上环（含左炔诺孕酮的宫内节育系统治疗），必要时根据具体情况选择手术治疗。

② 若子宫内膜增生伴非典型增生，非典型增生患者发展为子宫内膜癌概率高。因此，如果患者没有生育要求，全子宫切除术是治疗该病的首选。对于有生育要求的患者

或不能耐受手术的患者选择药物治疗，孕激素是其主要治疗方法。

黄体期内膜功能不全

黄体功能不全是指月经周期中有卵泡发育及排卵，但黄体期孕激素分泌不足，或者黄体过早衰退导致子宫内膜分泌反应不良和黄体期缩短。临床表现为月经周期缩短，有时月经周期虽在正常范围内，但卵泡期延长，黄体期缩短，导致患者不容易受孕或者妊娠早期流产。

子宫位置异常

　　子宫正常的位置，应该在膀胱上软软地趴着的，同时周围有很多韧带把它固定在盆腔中，可是这些韧带本身都是有弹性的，会随着女性的身体位置改变而改变，所以子宫位置不是完全固定的，会发生变化。

　　一般情况下，我们常见的子宫位置可分为子宫前位、子宫中位以及子宫后位。当女性听到医生的这些描述时，其实不用过于担心，一般不会影响正常生活，也不影响子宫的功能。

　　可是有两种情况就需要女性们注意了，即子宫极度前倾前屈位以及子宫极度后倾后屈位。

　　这两种子宫位置，可能会影响少数人自身的受孕问题。由于这时候的子宫形态是异常的，就会导致男性的精液在流入女性宫腔的过程中不顺畅，但也不是说绝对就怀不上了。

如何调理治疗？

大部分子宫后倾的女性没有任何症状，只有少部分女性在经期有背痛或在同房时感到背部紧张或疼痛。如果没有任何症状，就没有治疗的必要。

针对子宫极度后倾的建议：

① 睡觉时尽量采取侧卧位或俯卧位，避免子宫因重力原因倒向后方。

② 养成按时排大小便的习惯，不要使膀胱过度充盈或因习惯性便秘而增加腹压。

③ 避免患慢性支气管炎，导致咳嗽时向下用力。

④ 平时注意增加运动，通过锻炼增强骨盆腔内韧带和盆底肌肉的张力。

若是考虑怀孕，则可在同房时将枕头垫于女性臀部，或采取背后跪式，便于精液积聚于阴道穹隆。严重子宫后倾则可考虑去医院进行手术矫正。

子宫畸形

子宫畸形是否影响生育，需要视畸形的具体种类和程度而定。子宫畸形分为闭锁性和非闭锁性两大类。常见的子宫畸形有先天性无子宫、双子宫、双角单颈子宫、鞍形子宫、不完全纵隔子宫等。

有些子宫畸形患者无任何自觉症状，月经、性生活、妊娠、分娩等均无异常表现，甚至终身不被发现或者是在体检时偶然被发现。

子宫畸形的女性很可能有不孕的症状，即使能受孕，也因宫腔不能随之扩大，易发生流产、早产、胎位异常、胎盘位置异常或死胎等。

子宫畸形的种类也有很多，具体要看是哪种畸形以及畸形的程度，有些是没有办法治疗的，有些是可以采取手术治疗的，当然仍然有怀孕的可能，应保持心情舒畅，注意休息，具体检查确定病因后治疗。

子宫发育不良

子宫发育不良也称幼稚子宫，是指胎儿在宫内发育时，子宫由于受到各种因素或者先天性遗传因素的影响，没有正常发育，造成子宫体积过小，子宫颈相对较长。

子宫发育不良是宫腔体积比较小，难以支持孕囊或胎儿的生长发育，所以很多女性难以自然怀孕，即使自然怀孕或者做试管婴儿，也容易造成先兆流产、胚胎停育或者怀孕中期的流产。

如果整体子宫体积比较大，可以使用内分泌药物来加以治疗的，经过有效的治疗一般是可以怀孕的。如果连续两次发生流产，这就说明子宫体积太小，难以耐受怀孕，这种情况就只能放弃自己怀孕的想法。

在调理内分泌的时候一定要注意多休息，避免长时间熬夜。平时保持良好的心态，可以多参加一些户外活动。另外，要注意多加强营养，一日三餐最好按时进行。

女性子宫发育不良会降低受孕的概率，如果长期不治疗，就会导致不孕。

宫腔粘连综合征

　　宫腔粘连综合征是指子宫内壁粘连，造成宫腔全部或部分闭塞导致的一系列症状。宫腔粘连综合征患者一般均有子宫腔操作史，如人工流产术、清宫术、子宫肌瘤剔除术，甚至足月分娩或中期引产后等，多见于人工流产及反复刮宫术后。由于子宫内膜与肌层的过度创伤，特别是合并感染的情况下，使子宫腔或宫颈管发生粘连。

　　最常见的情况有月经异常（经量过少或闭经），周期性下腹部疼痛，部分患者可能没有明显症状。此外最主要的是影响怀孕，容易发生妊娠早期和中期流产、早产等；不孕是该疾病最主要的表现，该疾病往往会导致女性的输卵管堵塞，从而导致受精卵无法正常着床，最终导致不孕，即便是怀孕了，也会发生反复性流产和早产的现象。

　　对于不同程度的宫腔粘连应采用个性化的治疗方案。症状轻微且无生育要求者无须治疗。不孕、反复流产、月经过少且有生育要求者可采用宫腔镜宫腔粘连分离术（TCRA）治疗。术后医生根据临床经验，选择以下措施联合运用，尽可能避免发生再次粘连。

① 物理措施。保持宫腔形态。宫内节育器、宫腔支撑球囊、透明质酸及羧甲基壳聚糖等。

② 药物或生物学治疗。促进子宫内膜再生修复。雌激素和孕激素、新鲜或冻干羊膜、干细胞治疗。

姐妹保健室

子宫因素影响怀孕可以治愈吗？

不孕症的子宫因素可分为子宫结构异常和子宫内膜病变，前者包括纵隔子宫、单角子宫、双子宫，一般是子宫先天发育的问题，有些没有办法治疗。有些是可以采取手术治疗的，还是有怀孕的可能的。子宫内膜病变问题主要包括子宫内膜息肉、子宫肌瘤、子宫腺肌症、子宫内膜炎以及宫腔粘连等病变。这些一般可以有针对性地进行人工干预治疗，用药物或者手术为胚胎种植营造良好环境，怀孕的成功率还是比较高的。

处女膜发育异常，阴道的纵隔、横隔、闭锁等问题都会导致性生活异常，从而影响怀孕。

正常的处女膜是一块很薄、很纤嫩的结缔组织，覆盖于阴道口呈一圈环形皱襞状。处女膜中间有孔，呈圆形或新月形，可通指尖，少数膜孔极小或呈筛状，或中膈伞状，以便月经血和分泌物流出。

如果它真的是全封闭，那么最直接的后果就是经血没地方排出来了。这种情况在医学上被称之为"处女膜闭锁"，也就是传说中的"石女"。这时候想要经血正常流出，就必须做"开孔"等针对性手术。不然经血积压着，就会逆流到腹腔，从而产生剧烈的腹痛感。

阴道的纵隔是阴道中间出现了纵向的"一堵墙"，把一条通道分隔成了左右两条通道，我们称为"阴道完全纵隔"。只要不影响性生活和生育，是可以不理会的，但如果它阻碍了性生活的正常进行，那就需要动手术进行干预。

阴道横隔是指阴道内横向的"一堵墙"，把通道分隔成了上下两条通道，如果是完全性的横隔，就会影响月经排出，或者影响性生活，需要手术切开，但大多数是不完全的横隔，只要不影响性生活和生育，是可以不理会的。

姐妹保健室

孕时查出某种影响怀孕的疾病，心里焦虑怎么办？

有些女性在备孕时检查出一些问题之后，就会陷入非常焦虑的情绪中，开始出现心慌、脾气暴躁、睡眠欠佳等情况，甚至出现过度焦虑或者崩溃。

我们知道女性的排卵和月经周期受下丘脑－垂体－卵巢性腺调节轴的调节。其中下丘脑起着主导作用，相当于"老板"，而卵巢相当于"员工"，每个月"老板"向下发布信号来调控"员工"干活。

当女性心烦易怒、情绪低落、焦虑时，会抑制下丘脑的功能。当"老板"都罢工了，那作为"员工"的卵巢自然也就罢工了。时间长了，卵泡可能不发育或者影响排卵，结果就会影响怀孕。而且精神高度紧张也容易让人激动，脾气相对暴躁，睡眠质量也会下降，这对备孕的人或正在怀孕的人来说百害而无一利。

如何调节心理焦虑？

① 保持乐观的心态。积极的心态对备孕十分重要，它能够帮助减轻夫妻双方的焦虑和紧张感。在备孕期，夫妻双方也可以通过一些积极的行为来保持乐观的心态，比如听轻松愉悦的音乐、看喜剧电影、与朋友聚会等。

② 对备孕焦虑症有正确的认知。了解备孕的相关知识，科学备孕，增加受孕信心；了解和正确应对焦虑症。

③ 保持健康规律的生活作息方式。作息规律，睡眠充足，控制情绪，养成健康的生活方式，对受孕很有好处。运动不要过度，否则会影响排卵。

④ 适当运动。适当做些有氧运动运动能够释放压力、舒缓身心，帮助我们稳定情绪。

⑤ 转移注意力。不要天天想着备孕这件事，才不会给自己增加备孕的压力。

⑥ 学会安全地发泄负面情绪。负面情绪要积极调节，转移注意力，找个安全健康的发泄方式排解。做些自己喜欢做的事，培养一些新爱好，如旅游、看电影、拼图、画画等，画本画册给以后的宝宝看也不错。

⑦ 多交流。可以在网络平台上和别人聊聊备孕的事，了解一些备孕常识等。

⑧ 心理疏导。心理疏导可以帮助消除焦虑，有利于怀孕。心理疏导能有效缓解备孕焦虑，减轻怀孕失败导致的抑郁情绪，把情绪对怀孕的影响降到最低。还能帮助调节各种家庭关系，减轻备孕压力。

⑨ 控制好饮食。尽量避免食用高脂、高糖、高盐、含咖啡因的食品，这些升压食品，会加重焦虑情绪。酸奶和石榴有利于缓解焦虑。

⑩ 正视自己的心态。不要把怀孕当成任务，孕育生命是一件很美好的事情，千万不要当作任务去完成。太在乎得失，把怀孕当成一种工作去完成，无形中就给自己增加了压力。切忌把怀孕当成唯一的"正事儿"。

女性在 30 岁后备孕需要注意哪些方面?

如今选择晚婚晚育的女性越来越多了,年轻的时候,她们想拼事业,想多赚点钱,婚后就不用过伸手问人要钱的日子。因此,现在很多到了三十几岁才生孩子的。请记住,在这个年龄生孩子,风险是比较高的。作为高龄产妇,想要生孩子的话,务必注意备孕。

做好检查

婚检、孕检、产检是保证优生优育的科学手段,尤其是高龄备孕的姐妹一定要重视孕前检查。孕前检查能够及时排除遗传性疾病,了解自己的身体状况适不适合备孕,为科学备孕提供指导参考。

最好是夫妻双方都进行孕前检查,可以很好地排查不利于怀孕的因素,如果夫妻双方都没有健康问题就可以放心备孕了,即使发现不利因素，也能早发现、早治疗。

补充营养

到了三十几岁这个阶段，卵子的质量已经不再像二十几岁时那么好了。而卵子是生育宝宝的必要条件，拥有高质量的卵子，生育健康宝宝的概率就高。

已经三十几岁的女性，想要宝宝健康，在备孕期间自然要好好调养身体，比如为身体补充营养。身体营养充足，才能有足够的养分滋养卵子，从而使胚胎发育得更好，更加有活力。建议双方在备孕期的日常饮食要以清淡为主，不能吃油腻的食物，尤其是油炸类的，因为油炸类食物中含有可能影响胎儿发育的有毒物质。最好多吃绿叶蔬菜、新鲜水果，以满足身体所需的维生素、微量元素。

另外，建议女性孕前 3 个月就开始补充叶酸。叶酸在人体代谢中起到重要作用，能有助于预防胎儿先天性心脏病、唇腭裂、神经管畸形、唐氏综合征等疾病。女性备孕期间，建议每天补充 0.4 毫克叶酸。如果是检出叶酸利用率低的女性，则需要每天补充 0.8 毫克。

保持良好作息习惯

睡好觉，身体才能得到休息和滋养，所以应保持良好的作息习惯，从而确保自己拥有足够的睡眠时间。比如晚上坚持 10 点前入睡，确保 11 点能进入深度睡眠。及时纠正熬夜的习惯，经常熬夜，会影响卵子的质量，从而影响胚胎的质量。

此外，还需要放松心情，很多高龄女性因为压力过大，迫切想要孩子，导致一直无法成功怀孕。越是着急，越是怀不上，想要怀上孩子就要保持心情舒畅，两个人在身心愉悦的情况下同房，女性才更容易受孕。

超过 35 岁生孩子会更难吗？

女人的年龄超过 35 岁后，身体的新陈代谢和细胞再生能力都会随着年龄增长而减弱，所以如果在二十几岁时生育，女性的身体和创口的恢复会更快。其实，35 岁和 25 岁生孩子的区别不只有产后恢复的问题，还有下面这 3 点。

受孕的概率降低

随着年龄的增长，女性卵子不仅质量变差，数量也会变少。因此，女性受孕年龄越大，自然怀孕的概率就越低，遗传染色体变异的可能性越大。为了宝宝和母亲的健康，生孩子的年龄最好不要超过 35 岁。

分娩方式不同

25 岁生育的女性由于骨盆关节比较柔软、子宫的肌肉组织韧性较好，自然分娩会比较顺利。然而，这些生育的优势会随着受孕年龄的增长而逐渐退化，所以超过 35 岁的女性分娩多数选择了剖宫产。

体力和精力不足

除了受孕和分娩的差异之外，产后的区别也很大。分娩结束后，无论是喂奶、护理、教育都要求妈妈有足够的精力和体力。相对于 35 岁的女性，25 岁的女性无论是体力还是精力都比较充沛一些。

虽然在 30 岁之前生孩子有各种优点，但是毕竟生育不是小事，没有必要为了赶在 30 岁之前要孩子而仓促结婚生子。其实，即使 35 岁后生育，也不是毫无益处，如以下 3 点：

物质条件更优越

生儿育女，从字面上就知道"生"和"育"同样重要。无论是"生"还是"育"，都需要一定的经济基础。35 岁后的女性经过了 10 多年的打拼，多少都有一些储蓄，足以应付生育的经济问题。

心理更加成熟

很多人选择不在 20 多岁生孩子，主要原因是"自己还是个孩子，怎么能照顾好另一个孩子呢"？等到了 35 岁后，做出生儿育女的决定是深思熟虑后的结果，心理上已经有了充足的准备。虽然如此，但从妈妈和孩子的健康角度出发，我还是建议，如果条件允许，能早生还是早生，尽量不要拖得太晚。

减少患各类生殖系统的疾病

35 岁之后，女性的生殖能力下降，生殖系统也更容易出现问题，比如患宫颈囊肿或者卵巢囊肿。此时如果怀孕了，在整个孕期高激素的作用下，这些囊肿有可能会自己慢慢地消退，而且在激素的作用下，也能够让生殖系统呈现年轻态，很好地预防生殖系统的各种疾病。

怀孕了还可以有性生活吗？

怀孕以后可以过性生活，但是要掌握好同房的时间以及同房的力度。注意，怀孕早期和孕晚期不宜同房。孕期共 280 天，40 周，分为 3 期。

怀孕早期，也就是怀孕 12 周之前，因为胚胎不稳定，这一时期同房有可能会引起子宫收缩导致流产，而且如果不做好卫生，还容易导致阴道炎性疾病或者盆腔炎性疾病的发生。

怀孕中期，也就是怀孕 13 周到怀孕 27 周末，此时胎儿已经稳定，同房一般不会造成不良影响，但一定要注意力度，不能太剧烈。

怀孕 28 周以后是孕晚期，这一时间同房引起子宫收缩和早产的概率非常大，而且也容易引起感染。如果引起盆腔感染，就容易导致死胎，或者胎膜早破等异常的情况。

生男生女真的有征兆吗？

如果家有孕妇，那么关心孕妇肚子里孩子性别的不仅有家人，还有三姑六婆，以及左右邻居。孕妇肯定听说过以下说法，我们一起分析准不准。

酸儿辣女

大家都在说酸儿辣女，就连电视剧里的人物，也在上演怀孕期间，如果喜欢吃酸的，就说明怀的是男孩，如果喜欢吃辣的，那么怀的肯定就是女孩子。

事实上，这种说法没有科学性。这种情况只能说有激素因素的影响。尽管喜欢吃的食物有所不同，但是这与性别并无关系。此外，从营养方面来看，如果孕妇喜欢吃酸性的食物，那么建议吃番茄、青苹果、番石榴等，最好不吃或少吃加工类的腌制食品，因为添加剂比较多，有损天然营养，孕妇不宜多吃。

丑男美女

不少人认为，看孕妇的皮肤就可以知道怀的是男孩还是女孩了。孕期皮肤变粗糙、脸上长很多痘痘的，肯定怀的是儿子；如果怀孕期间，皮肤细嫩光滑，怀的肯定就是女儿，因为女儿养妈妈。事实上，没有具体的研究证明孩子的性别与孕妇的皮肤有关系。所以，如果妈妈的皮肤变差了，那么平时就需要做好保养的清洁工作，但是不能过度清洁，孕期的女性身体是有点特殊的。

尖肚男、圆肚女

看孕妇的肚子就能猜到怀的是男孩还是女孩。如果从侧面看孕妇的肚子显出尖的、锥形的样子，很大概率怀的是男孩；如果孕妇肚子线条看起来是圆润、平滑的，那么八九不离十怀的是女孩。事实上，这样的说法都是没有科学依据的，并不准确。孕妇肚子的形状与胎儿的性别是没有关系的，实事上，孕肚的形状是会改变的。

孕肚的形状会受以下情况的不同而发生变化：

① 因孕周不同而变化。

② 因胎位不同而变化。

③ 因孕妇腹壁情况差异而变化。

④ 肚子形状还和孕妇平时的走路姿势等都有一定关系。

孕吐严重生男孩，轻微生女孩

很多人觉得孕吐严重的肯定怀的是男孩，相反，孕吐不严重的，怀女孩的可能性就很大。事实上，孕吐与胎盘分泌出的激素有关，在孕早期，很多孕妇都会有孕吐的反应，因个人体质的原因，孕吐的反应会有所不同。孕吐与每个人的体质有关，与孩子性别无关。

同时对于本身情绪焦虑紧张的女性，在怀孕以后也会出现这种孕吐反应强烈的表现，甚至还可能导致食入即吐，而不能正常进食，孕期的妊娠反应仅仅是一种生理现象而已，和宝宝的性别完全没有任何关系。

关于怀男孩还是怀女孩的这几个预言都是没有一定的科学依据的，大家一定不要信以为真，好好照顾孕妇肚子里的孩子才是最重要的，也尽量不要被这些言论影响自己的心情。

试管婴儿

又称体外受精联合胚胎移植技术，是指分别将卵子与精子取出后，置于试管内使其受精，再将胚胎前体——受精卵移植回母体子宫内发育成胎儿。

试管婴儿的步骤

① 控制性超排卵。控制性超排卵一般是先用 GnRHa 使体内 FSH 和 LH 降调，再施予 HMG 或 FSH 排卵药物，刺激卵巢中的卵泡成长，依据患者对药物的反应性调整药物使用剂量，患者的年龄及药物的使用剂量不同，获得的卵子数也不同。

② 监测卵泡。评价卵巢刺激效果与决定取卵时间，须利用阴道 B 超来监测卵泡大小，并配合抽血检查 E2 值（雌激素），调整用药量。

③ 取卵。最常用的取卵方式是在局部麻醉下，经阴道 B 超引导，将取卵针穿过阴道穹窿，直达卵巢吸取卵子，并立即在显微镜下将卵子移到含胚胎培养液的培养皿中，置于 37℃ 的培养箱中培养。

④ 取精子。取出的时间与取卵的日子为同一天。取精前洗净双手，用自慰法留取精液。留取精液的小杯是无菌的，留取时不要触摸杯缘及杯内。取出的精液采用上游法或 Percoll 密度梯度离心法处理。

⑤ 体外受精。取卵后 4～5 小时将处理后的精子与卵子放在同一个培养皿中，共同培养 18 小时后，可在显微镜下观察受精情况。若精子质量太差，无法自然受精，则必须以显微注射法强迫受精。

⑥ 胚胎体外培养。

⑦ 胚胎移植。目前多在受精后 2～3 天移植胚胎，或是受精后 3～5 天移植胚胎。推迟胚胎移植的时间，对体外培养的条件要求就越高，但推迟移植时间更符合妊娠生理，同时也可通过自然筛选淘汰劣质胚胎，可提高妊娠率，降低多胎率。

⑧ 胚胎移植后补充黄体酮。

⑨ 胚胎移植后第 14 天验晨尿确定是否妊娠。

⑩ 妊娠后 14 天，B 超检查胎儿数及胚胎着床部位。如果成

功着床，35 天后 B 超检查可见胎心，怀孕 3 个月 B 超看胎心和早期筛查。孕期通过常规的产前检测，直到胎儿平安出生，就算是一次成功的试管婴儿。

适合做试管婴儿的人群

① 严重输卵管疾病患者，如患盆腔炎导致输卵管堵塞、积水，或输卵管结核而子宫内膜正常，或异位妊娠术后输卵管堵塞等。

② 子宫内膜异位症患者。

③ 免疫性不孕症，男方精液或女方宫颈黏液内存在抗精子抗体者。

④ 男性因素，即少精症、弱精症、畸精症患者。

⑤ 原因不明性不孕症患者。

⑥ 其他原因的不孕治疗无效者。

⑦ 有遗传性疾病需要做移植前诊断者。

⑧ 其他患者，如卵泡不破裂综合征患者等。

试管婴儿对女性的身体伤害大吗？

试管婴儿一般不会对女性的身体造成严重的影响，是比较安全的。

一次促排取卵十几个，不会造成卵巢早衰吗？

不会的。在自然的月经周期里，虽然只有一个成熟的卵泡排卵，但同时会有很多个小卵泡，由于它们没有足够量的促卵泡激素而导致最后凋亡。

试管婴儿技术就是用外源的促卵泡激素让那些本来要凋亡的小卵泡也变大成熟，所以它不是提前预支大量的卵子，也不会对卵巢功能造成明显的影响。

取卵手术是否会对身体造成伤害？

取卵手术是一个简单的穿刺过程，相关手术风险包括出血、感染等。但这些风险发生的概率都非常低，腹腔内出血发生率不到 0.02%，感染的发生率为 0.03% ～ 0.6%。所以对于患者的身体健康来说影响是非常小的。

治疗过程中的用药，是否会增加妇科肿瘤的发病风险？

不会的。大样本临床实验以及基础研究表明，试管婴儿疗程中的用药并没有增加乳腺癌、子宫内膜癌等肿瘤的发病风险，所以可以放宽心。

治疗过程中反复抽血，会不会对身体有影响？

医学研究证明，人体内的血液不断进行新陈代谢，时刻都存在着血细胞的衰老与死亡，同时又有大量新生细胞生成。

如果一次失血不超过 400 毫升，短时间内通过自身的调节作用就会恢复到正常水平，不仅不会伤害身体，反而会刺激机体造血功能，对身体健康有一定的好处。

试管婴儿的治疗，会不会有并发症？

由于每个人的身体情况不一样，有少部分人做试管婴儿会出现一些并发症，但都在可控范围内，只需要跟医生及时沟通，谨遵医嘱。

姐妹保健室

试管婴儿一般有哪些常见的并发症？

卵泡过度刺激综合征。在试管婴儿操作过程中，会用大剂量促排卵药物促进多个卵泡发育，部分人可能会出现卵巢过度刺激，出现胸水、腹水、肝肾功能损害、血栓等风险。

多胎妊娠。为保证成功率，医生会根据患者的身体情况，可能移植 2 枚胚胎。这就有可能导致多胎妊娠，而多胎妊娠会增加流产、早产、贫血、妊娠高血压等诸多风险。试管婴儿是帮助人们生育的很好"武器"，可接受一切流言蜚语的考验，希望大家不要因为不实传闻，错过了生育的机会。

人工授精

人工授精（AI）是指采用非性交的方式将精子递送到女性生殖道中以达到使女性受孕目的的一种辅助生殖技术。

适合做人工授精的人群

男方。严重尿道下裂及各种原因导致的阳痿、严重早泄、不射精或逆行射精症；此外还有一些因素，可以选择供精人工授精，具体情况需到生殖中心就诊，咨询专科医生；精液异常，若轻度及中度精液异常，可以选择将精子在经实验室严格处理后进行人工授精。

女方。宫颈因素不孕症，如女方因宫颈手术史等导致宫颈黏液异常，不利于精子穿透及生存；轻微及轻度子宫内膜异位症性不孕；排卵障碍者多次诱导排卵而始终未孕者；免疫性不孕；原因不明性不孕，不孕夫妻经常规不孕不育检查均未发现异常，也可以尝试此项辅助生殖技术。

人工授精的步骤

精液准备

门诊就诊，确认是否需要来自丈夫精子的夫精人工授精（AIH），也确认是否适合做 AIH。

精液质量检查

为了确保精液合格，需要对精液量、外观、pH 值等方面进行检测；还要在实验室里检查精子的运动能力，活精子所占的百分比等。此外还要检测精子的密度以及精子的形态等，比如精子的畸形率和精子顶体异常率。还有非常重要的病原体检测，以保证孕妇不会受到感染。

检查和预测女性的排卵日

检查内外生殖器是否正常、子宫内膜活检腺体分泌是否良好、双侧输卵管是否通畅等，一切正常之后再估计排卵日，以选择最佳的授精时间。

术前准备

夫妇双方需要携带身份证、结婚证和计划生育服务证等资料，并签署各项知情同意书。

人工授精

手术一般 10 分钟即可完成，术后在观察室中卧床休息 30 分钟。

人工授精后随诊术后

第二天按医生预约时间到医院 B 超监测是否排卵。人工授精后 14 天自行验尿，若阳性，回医院随诊。28 天后到医院 B 超了解孕囊情况。若阴性则停止黄体支持药物，等待来月经。经期回院复诊，按医嘱决定下一周期治疗。

人工授精和试管婴儿的区别

① 受孕过程不同。人工授精是在体内精卵自然结合，再移到宫腔着床怀孕，而试管婴儿是在体外受精，在体外发育成胚胎再移植入女性的宫腔中怀孕。

② 适应证不同。人工授精主要针对一些程度较轻的患者，如男性精子异常、性功能障碍，女性输卵管至少有一方通畅的情况，而试管婴儿适用于输卵管阻塞、排卵障碍、子宫内膜异位症、高龄、卵巢功能较差的患者。

③ 成功率不同。人工授精的成功率只有 10%～20%，而试管婴儿的成功率高达 40%～60%。

怀孕初期身体有哪些改变?

女性在刚怀孕时除了大家熟知的月经推迟不来、孕吐以外，其实身体还有一些其他变化。

小腹痛。是怀孕早期的症状之一，基本会出现在第 2 周左右，因为怀孕会使子宫增大，导致肚子疼痛，有些准妈妈可能是类似月经来潮的感觉。

在怀孕期间腹痛是很常见的现象，腹痛的原因有很多，有些是怀孕的正常现象，有些则可能是严重的疾病。怀孕初期的腹痛不会很严重，可能会造成一些不适，但不影响日常生活。疼痛的位置并不固定，有时在左下腹，有时则在右下腹，疼痛时间持续很短。

乳房胀大。怀孕初期女性乳房明显变大变软，乳晕日益加深，而且乳房血管越来越明显，这些都是怀孕初期症状。

尿频。刚怀孕的时候尿频很正常，试管婴儿移植后也会有一样的反应，特别是前 3 个月，因为子宫变大压迫膀胱，会出现尿频症状，但是到了怀孕中期的时候，尿频症状就会改善。

少量出血。阴道少量出血 10 天左右是怀孕初期常见症状，因为精卵结合形成胚胎后着床造成子宫内膜壁血管破裂，但是出血量不多。

恶心反胃。恶心反胃症状多出现在怀孕 6 周以上的女性身上，特别是早晨起床后，明显干呕，但是又吐不出来东西。

疲倦感强。怀孕初期妈妈多感觉很累，浑身无力，对以前喜欢的事情都提不起兴趣。

腰酸背痛。莫名其妙腰部酸痛，发生在孕后 10 天左右。

头晕、疼。有种感冒的感觉，但是没有感冒，是因为激素分泌增多的原因造成的。

嗜睡。总感觉睡不够，怀孕前 3 个月都有可能出现这种现象，躺着就会立马睡着。

分泌物增多。在怀孕初期症状中，白带反应为增多，因为自然怀孕后雌激素增长，促进子宫内膜腺体分泌黏液，白带随之增多。但是如果出现阴道瘙痒、异味的话，要去医院检查。

体温变化。怀孕初期女性体温会有升高的现象，该症状从怀孕 1 周开始，持续到 13 周结束。

皮肤变化。皮肤暗色素沉淀，最明显的表现是长痘痘，皮肤暗黄。孕期建议不要化妆，如需吃药应去医院检查后开药，这些怀孕初期的症状会在孕后期自然消失。

对气味敏感。怀孕早期反应之一，以前闻不到的味道现在都可以闻到，对部分味道有恶心反胃症状。

胸口憋闷。怀孕早期主要表现在前 4 周，平时胸闷并不是很严重，但是在呕吐、恶心的时候，胸闷就会加剧。

姐妹保健室

孕早期有哪些事情需要额外注意？

节制性生活。在怀孕的早期要注意节制，避免夫妻生活，两个人尽量分开住，因为怀孕早期是最容易造成流产的，避免夫妻生活对稳胎、预防流产有一定的作用。

补充叶酸。怀孕的前 3 个月是胎儿神经管发育的关键期，因此准妈妈应十分注意，如烟酒，有害的化学物质，新装修的房屋，空气不流通的环境等都尽量避开，同时提高自己的免疫力，免受病毒感染，一定不要私自服用药物。为了预防胎儿畸形，从孕前 3 个月到怀孕 3 个月吃一些富含叶酸的食物，如菠菜、生菜、芦笋、豆类、酵母、动物肝脏和苹果等。

避免过重的体力劳动和剧烈运动。刚怀孕的孕

妇不要做提水、搬重物等过重的体力劳动，也不要
进行跑步、跳舞等剧烈的运动。过重的体力劳动和
剧烈的运动都有可能造成流产，可以适当散散步，
做一些简单轻松的运动。

保证充足睡眠。在孕早期孕妇要合理安排好作
息时间，保持充足的睡眠，不能经常熬夜。

保持良好情绪。因为怀孕后情绪非常不稳定，
这时丈夫要体贴一下妻子，多多忍让照顾，不要让
妻子的情绪过于激动，影响胎儿的生长发育，严重
的会引起流产。

注意个人的卫生清洁。怀孕以后白带会增多，
所以要准备好专用盆和干净的毛巾，每天清洁阴部，
勤换洗内裤，这样可以防止阴部感染炎症伤害胎儿。

忌拍 X 光。在怀孕早期要注意不要拍 X 光，如
果要确认是否怀孕，可以使用验孕棒等验孕工具进
行测试。多次拍 X 光会导致胎儿畸形及死亡。

早孕反应一般持续多久？

一般持续怀孕 6 ～ 12 周，个别孕妇会延迟至 16 ～ 18 周。
随着孕妇体内 HCG 分泌增多，孕妇会出现头晕乏力、恶心呕

吐、厌油等一系列症状。孕反症状较轻者，一般是出现晨吐，刷牙进食轻微恶心等症状。

缓解早孕反应的方法

远离厨房的油烟味，那种气味会加重孕妇的早孕反应，让孕妇更加没有进食欲望。适当利用微波炉烹调，会减少产生油烟等气味。

刚吃完饭时不要马上躺下，可以适当做一些轻缓的活动，如室外散步，做孕妇保健操等，都可以改善心情，减轻压力，缓解早孕反应。

不要过度劳累，因为在疲惫的情况下，孕吐状况会加剧。建议孕妇要多注意休息，最好能在中午小睡片刻，晚上也要充分休息，睡觉的时候保持室内的空气清新。

尽量避开温度过高的地方，温度过高的环境会增加恶心的感觉。

压力大会加剧孕吐。孕妇应让自己保持心境平和，不要太紧张、焦虑。

姐妹保健室

早孕反应突然消失，是宝宝出问题了吗？

早孕反应消失不一定是宝宝出问题停孕。早孕反应通常会持续到孕期第 3 个月，过了第 3 个月，恶心、呕吐等症状就会慢慢缓解。但是也因人而异，每位孕妇早孕反应并不完全相同，持续的时间也不尽相同，如果孕妇在四五个月还有早孕反应，这也属于正常情况。

多数情况下到孕中期，早孕反应就已经减弱，但也有少数孕妇会持续到生产。也有些孕妇比较幸运，从怀孕开始就没有什么明显的早孕反应。早孕反应是孕妇身体适应新环境和保护胎儿不受侵害的一种自然表现，并非疾病，反应消失了也不代表妊娠停止。如果实在不放心，可以尽快到医院做相关检查即可，一定不要自己在家过度焦虑。

产检一般有哪些流程？

欢迎大家搭乘我们的产检专列，让我们一起来了解一下产检应该做什么、宝宝的成长过程以及孕期的注意事项。

第一站是孕前的 3 个月，对于备孕期的夫妇，我们建议要完善相关孕前检查。

女方要做妇科检查，包括白带、妇科 B 超、肝肾功能、血糖血压、甲状腺等，男方要做男科检查。夫妻双方都要做遗传学检查，包括染色体检查、隐性遗传性疾病的携带者筛查等，有不良孕产史的夫妇建议做详细的遗传咨询。

第二站是早早孕阶段，在月经规律的情况下，如果你停经超过 40 天了，那恭喜你可能怀孕了，这时候建议可以自己在家先做一个尿妊娠试验，也就是可以用验孕棒、早孕试纸测一测，也可以到医院进行血 HCG 的检测。这个时期需要特别注意的是腹痛和阴道出血，这两个症状都有可能是宫外孕的表现，如果出现了要立即到急诊就诊。

当超声波检查出宝宝胎心的时候，就到了第三站，大家就可以找产科预约门诊了。我们建议在 11 ～ 14 周进行第一次产检。这个孕周要进行非常重要的超声波检查和选择宝宝遗传学检测方式。这项非常重要的超声波检查，除了测量宝宝大小，核实大家的预产期外，还会检查宝宝的颈后皮下透明区，也就是 NT 值，这是早期畸形筛查的重要指标，千万不要错过。另外，在这个孕周医生会根据每个人的情况来跟大家一起选择到底是为宝宝做唐氏筛查、无创 DNA 还是穿刺检查。

结束了第三站的旅程，就来到了我们的孕中期，也就是本次旅行的第四站。对于普通人群，这个孕期一般要 4 周进行一次产检。重要的检查有胎儿的大畸形筛查，一般在 22 ～ 24 周进行；

糖耐量检查，一般在 24～28 周进行，用于筛查出妊娠期糖尿病妈妈。我们知道怀孕后由于激素水平等因素的影响，有些准妈妈的糖代谢会出现异常，而血糖超标对妈妈和孩子都有危害，因此这部分准妈妈需要在下个阶段的孕期中严格监测血糖，控制饮食。另外，每次产检还有常规项目，血压体重测量、尿液常规检测，这些都对于我们了解母体健康、饮食营养情况以及及时发现妊娠并发症至关重要。

第五站到了孕晚期，也就是 28 周之后。从这个时期开始，宝宝的胎动变得有规律，所以准妈妈们每天又多了一个重要任务，就是数胎动。建议在三餐后固定时间各数 1 小时，一般正常的胎动 1 小时不少于 3 次，如果你的宝宝连续在动，那么记为一次。数胎动比在家观察胎心仪重要得多，胎动是反映宝宝宫内状态的最直观指标，如果出现了胎动减少或频繁，要立即到急诊就诊，因为这可能是宝宝发出的求救信号。

孕晚期的产检频率或适当增加，近足月会变为一周一次，会加入胎心监护来了解宝宝宫内情况，超声波检测会增加评分、估计体重等项目，37～38 周要进行小结，评估可能的分娩方式是阴道试产还是剖宫产，对于多胎或者有并发症的要决定分娩、引产孕周等。

最后！我们就到了终点站产房，祝愿大家都能平安愉快地度过孕期，愿小天使们都健康又可爱。

孕期拍 X 光会致畸吗？

一般的 X 光、CT 检查，如果不是腹部 CT、盆腔 CT 这种直接照射子宫的，或者短时间重复接受多次的，实际上都没什么问题，而且离有问题还差得远。辐射需要达到一定剂量才可能致畸，一般正常的做检查所产生的辐射量不用太担心。

以下是辐射所致畸形具体剂量阈值和实际做一次影像学检查接受的辐射剂量对比。

辐射所致畸形与孕周及辐射剂量的关系（辐射所致畸形具体剂量阈值）		
妊娠时期	影响	估计阈值剂量
种植前 （受精后 0～2 周）	胚胎死亡或无影响 （全或无）	50～100 毫戈瑞
器官形成期 （受精后 2～8 周）	先天性异常 （骨骼、眼、生殖器） 生长受限	200 毫戈瑞 200～250 毫戈瑞
胎儿期	影响	估计阈值剂量
8～15 周	重度智力障碍 （高风险） 智力缺损 小头畸形	60～310 毫戈瑞 每 1000 毫戈瑞使智商降低 25 200 毫戈瑞
16～25 周	重度智力障碍 （低风险）	250～280 毫戈瑞

常见放射学检查时的胎儿辐射剂量（实际做一次影像学检查接受的辐射剂量）

检查类型	胎儿剂量
极低剂量检查（<0.1 毫戈瑞）	
颈椎 X 线检查（正位和侧位）	<0.001
四肢 X 线检查	<0.001
钼靶摄影（两个方位）	<0.001 ~ 0.01
胸片（两个方位）	<0.0005 ~ 0.01
低到中剂量检查（0.1 ~ 10 毫戈瑞）	
X 线检查	
腹部 X 线检查	0.15 ~ 3.0
腰椎 X 线检查	1.0 ~ 10
静脉肾盂造影	5 ~ 10
气钡双重灌肠造影	1.0 ~ 20
CT	
头或颈部 CT	1.0 ~ 10
胸部 CT 或 CT 肺动脉造影	0.01 ~ 0.66
限制性 CT 骨盆测量（经股骨头单轴面成像）	<1
核医学	
低剂量核素灌注显像	0.1 ~ 0.5
99m 锝骨显像	4 ~ 5
肺数字减影血管造影	0.5
高剂量检查（10 ~ 50 毫戈瑞）	

（续表）

腹部 CT	1.3 ~ 35
盆腔 CT	10 ~ 50
18F PET/CT 全身显像	10 ~ 50

姐妹保健室

辐射较大的检查最好都不要做吗？

通常不建议孕期做 X 射线、CT 或核素显像等辐射性影像学检查，以避免不必要的胎儿辐射暴露。但当部分疾病有诊断需要，不得不借助放射性检查时，还是应该进行检查。

妊娠期使用 X 射线、CT 和核素显像检查时，需要考虑以下 4 个方面内容：孕周、暴露持续时间、是否实施防护以及暴露距离。比如使用更优化的检查方法，减少孕妇们暴露在辐射中的时间，更准确地定位，以及合理使用一定的防护装置，都可以更好地保护妈妈以及腹中的宝贝，远离辐射伤害。

可能引起自然流产、胎停的原因

早孕妈妈们在怀孕初期可能会引起流产的主要原因有以下 4 个方面：

胚胎因素

胚胎染色体异常是流产的主要原因。大约 60% 的流产是由胚胎染色体异常所导致的，这种染色体异常可能来自父亲、母亲，或者是胚胎自己的染色体发生变异而引起异常导致流产。

母体因素

如果母体患有感染性的疾病，现在常查的 TORCH，就是由巨细胞病毒、支原体、衣原体、弓形虫或者单纯疱疹病毒等感染引起胎儿染色体畸变，发生流产。这类胚胎染色体异常所导致的流产其实是自然选择的一个过程，优胜劣汰。如果母体内分泌异常，如黄体功能不足或甲亢、甲减以及糖尿病等都有可能引起流产。如果免疫功能异常，比如母儿血型不合，有抗凝脂抗体综合征，或者夫妇双方有抗精子抗体，都可能导致胚胎或者胎儿发生排斥引起流产。此外，如果母方的子宫发育畸形，如双子宫、纵隔子宫、宫腔粘连或者子宫肌瘤等，也会影响胚胎的着床和发育导致流产。

环境因素

比方说有些人生活在重工业污染区，与含有铅、甲醛、苯等化学物质接触过多，可能会导致流产。

男方因素

如果男方有少、弱、畸精子症，引起胚胎异常，可能因男方的某些染色体异常遗传给胎儿，引起胚胎异常导致流产。

其他因素

一些不良的生活习惯，如吸烟、喝酒等都有可能导致流产。孕期如果过度进行性生活，腹部遭受外力撞击或是过度紧张、焦虑、恐惧等精神性创伤也可能引起流产。

可能引起胎停的原因

受精卵就像一颗种子，在阳光、雨露、土壤等的条件下，经历一系列复杂而奇妙的过程后，才最终成长为一个健康的宝宝。如在最初的阶段，受精卵没长好，它很可能就会停止生长。那胎停的原因是什么呢？

染色体异常

对于染色体异常导致的流产、胎停等，目前西医尚无有效的治疗方法，仅能进行产前遗传学咨询和诊断。

对于染色体异常的夫妻需要做产前诊断，以确保可以生育正常的宝宝。研究表明，即使夫妻双方染色体都正常，配子形成和胚胎发育过程中也可能出现染色体异常的情况。

如果女性年龄大于35岁，由于卵子老化容易发生染色体不分离，导致染色体异常。不良环境的影响也可能引起胚胎染色体异常，如有毒化学物质、放射线、高温等。所以，预防因为染色体异常导致胎停的关键是调理夫妻双方身体，择优而孕，并远离不良环境。

免疫因素

准妈妈肚子里的宝宝其实属于同种异体移植，因为宝宝是爸爸妈妈的结合体，所以组织系统和妈妈是不可能完全相同的。

如果准妈妈对宝宝产生免疫不适应就会引起母体对胎儿的排斥。例如常见的自身免疫疾病有红斑狼疮、硬皮病、混合性结缔组织病、皮肌炎等。

其次是生殖免疫的原因，如果我们自身带着某种抗体，那么就可能影响胚胎的发育。具体因素有以下 4 种：

① 抗精子抗体。如果有抗精子抗体的话，有可能会抵制精卵结合。

② 抗子宫内膜抗体。如果存在抗子宫内膜抗体的话，有可能会影响胚胎的发育。

③ 抗卵巢抗体。会影响卵子的质量。

④ 抗绒毛膜促性腺激素抗体。这实际是精卵结合之后 7 天就会分泌的一种重要的激素。但是如果自身有这种抗体的话，就会抵制激素的分泌导致胚胎停育。

内分泌失调

胚胎着床及生长发育依赖于复杂的内分泌系统彼此协调，任何一个环节失常都可能导致流产。

胚胎早期发育的时候，需要 3 种重要的激素：一是雌激素，二是孕激素，三是人绒毛膜促性腺激素。

如果孕妇自身的激素分泌不足就无法让胚胎正常发育，可能造成胚胎的停育和流产，其中最常见的是黄体功能不全。黄体功能不全会导致子宫内膜发育迟缓和黄体期短，从而影响受精卵的种植或早期妊娠流产。

黄体功能不全者常伴有其他腺体功能异常，如甲状腺功能亢进或减退、糖尿病、雄性激素相对增多症及高泌乳素血症等，这些因素都不利于胚胎的发育并与流产密切相关。

子宫因素

子宫里的内环境和子宫整体的环境都对胚胎有着重要的影响。

① 内环境是指子宫内膜。如果太薄或者太厚都会影响胚胎着床。

② 先天性苗勒氏管的异常。包括单角子宫、双子宫及双角子宫致宫腔狭小，血供受到限制。子宫动脉发育异常可导致蜕膜化不同步和种植异常。

③ 宫腔粘连。主要由宫腔创伤、感染或胎盘组织残留后引起宫腔粘连及纤维化，阻碍了正常蜕膜化和胎盘种植。

④ 子宫肌瘤及子宫内膜异位症。引起血供减少导致缺血和静脉扩张，蜕膜化不同步。种植异常以及肌瘤造成的激素改变也会引起妊娠的失败。

⑤ 先天性或损伤性宫颈内口松弛。胎内接受己烯雌酚治疗致宫颈发育异常，常致中期妊娠流产。

如果真的不幸胎停，
妈妈该如何缓解悲痛的心情？

如果不幸胎停，这种事情对谁来说都是一个巨大的打击。但是换个角度来想，也未必不是一件好事。

因为胎停多是胚胎出现了问题，这种情况可能带来更严重的后果。而且一次的胚胎停育并不能代表什么，只是偶然的一次事件。因此，准妈妈不要担心，再次怀孕的成功率还是比较高的。

如果准妈妈连续两次或者两次以上出现胎停，那么就需要查明胎停原因，以便对症治疗。再次，准妈妈放下对自己自责。一旦流产，准妈妈们的第一反应是责备自己做错了什么。是不是提了重的东西？是不是活动量过大？是不是吃了不该吃的东西？是不是自己不小心接触了放射物质？关系到胚胎停育流产的因素非常多，不是准妈妈们自己小心就能够完全避免的。

最重要的是孕妇要学会寻求帮助，不要只是要求孕妇"照顾好自己"，流产不只是女性自己的事情，经历过流产的孕妇需要获得来自家庭成员和社会的支持。包括医护人员专业交流指导，促进身体恢复，专业心理医生合适的心理疏导，从家庭成员和亲友等处获得支持和理解，更重要的是观念的改变甚至社会环境的改变。

最后，我们都希望每个准妈妈可以心想事成，拥有健康宝贝。

警惕葡萄胎、宫外孕

什么是葡萄胎？

葡萄胎是指妊娠后胎盘绒毛滋养细胞增生，间质高度水肿，形成大小不一的水泡，水泡间相连成串，形如葡萄，亦称水泡状胎块（HM）。

葡萄胎分为两类：

① 完全性葡萄胎。胎盘绒毛全部受累，整个宫腔充满水泡，弥漫性滋养细胞增生，无胎儿，及胚胎组织可见。

② 部分性葡萄胎。部分胎盘绒毛肿胀变性，局部滋养细胞增生，胎儿及胚胎组织可见，但胎儿多死亡，有时可见较孕龄小的活胎或畸胎，极少有足月婴儿诞生。

宫外孕的几种情况

所谓宫外孕，在医学术语上称为异位妊娠，顾名思义是在子宫腔以外发育的胚胎。正常怀孕是精子和卵子结合形成受精卵以后，着床到子宫腔里，叫宫内孕，是正常妊娠的位置。通常情况下，宫外孕会在子宫腔以外的位置受孕，如输卵管、卵巢、宫颈、阔韧带、腹腔，只要在子宫腔以外妊娠，均称为宫外孕。

根据妊娠位置宫外孕可以分为以下几大类：

① 输卵管妊娠，所有宫外孕类型中 90%～95% 都是在输卵管内妊娠。

② 宫颈妊娠。

③ 子宫肌壁间妊娠。

④ 子宫间质部妊娠。

⑤ 卵巢、腹腔、阔韧带妊娠。

⑥ 肠系膜妊娠。

⑦ 个别的会长到肝脏、脾脏等部位。

孕吐突然消失，对宝宝有影响吗?

孕吐的程度，个体差异很大，即使是同一个人，每次怀孕的时候孕吐程度也可能不同，多数情况下持续 3 个月左右会缓解，但是也有个别人持续的时间比较长。如果 3 个月内严重的孕吐突然消失了，要警惕胚胎停育。如果 3 个月后孕吐消失了，可能只是时间到了，不要焦虑。

	科普孕前期定期检查	
孕周	重点检查项目	检查目的
4～5周	抽血、查 hcg/ 黄体酮 / 雌二醇	确认是否怀孕；查看血值翻倍
6～8周	首次 B 超，阴超或腹部 B 超	排除宫外孕、葡萄胎；检查胎心、胎芽
9～11周	血常规、血压、血型等（不同地区要求不同）	社区医院建小卡；领《母子健康手册》

姐妹保健室

葡萄胎、宫外孕只能选择终止妊娠吗？

葡萄胎是良性孕卵本身的病变，但大约 15% 的人可能会发生恶变，因此一旦确诊应立即手术清宫。

宫外孕也叫异位妊娠，即受精卵在子宫外（如输卵管）着床。随着胎儿逐渐成长，妊娠风险也会增加。胎儿一旦撑破输卵管会造成大出血，危及自己的生命。所以一旦检查出是宫外孕，我们必须终止妊娠。

唐氏综合征

唐氏综合征即 21- 三体综合征，又称先天愚型或 Down 综合征，是染色体异常（多了一条 21 号染色体）而导致的疾病。据专家预测，我国目前每年出生唐氏综合征患儿约 3 万，他们的平均寿命只有 16 岁！

与大多数的出生缺陷可以在出生后矫正不同，约 60% 唐氏综合征患儿在胎内早期即流产。即便存活者，也有明显的智能低下、特殊面容、生长发育障碍和多发畸形，不仅生活不能自理，还常伴有其他严重畸形，这对家庭和社会来说都是极为沉重的负担。

唐筛检查，是唐氏综合征产前筛选检查的简称。医生建议，每位孕妇都应该参加唐筛。目的是辨识高危人群，找出唐氏儿并阻断其出生。

对于 35 岁以下的孕妇：

建议做"一站式早唐"——抽孕妇的血筛查 +NT 等超声筛查。

唐氏儿与孕妇母血里的某些因子有一些共性的变化，比如妊娠相关血浆蛋白、甲胎蛋白偏低，绒毛膜促性腺激素 HCG 偏高等。不过单靠它们，只能查出 60% ～ 70% 的唐氏儿。

超声筛查可直接观察胎儿有无畸形或其他异常。怀孕第 12

周前后，孕妇需要做 NT 测量。NT 指的是颈椎部位皮肤与软组织之间的最大透亮厚度。唐宝宝这个厚度是增加的，一般认为在 2.5 毫米以上就要小心了；另外，还要看鼻骨，唐宝宝的鼻骨常常是有缺陷或发育不良的（塌鼻子）。但是，部分唐宝宝没有明显畸形，单凭超声也只能发现 50% ～ 60% 的唐氏儿。

把宝宝的 NT 等超声指标＋妈妈的血早唐放在一起，组成"一站式早唐"，检出率可达到 87%。所以"一站式早唐"（11 ～ 14 周）过关，准父母们悬着的心就可以放下一大半了。

除此之外，高风险孕妇还可以选择更准确的、近乎诊断的筛查——无创产前筛查（俗称无创 DNA）。抽妈妈的血，对游离的胎儿 DNA 进行测序，对胎儿没有创伤。仅就唐氏综合征而言，检出率达 99%。

对于 35 岁以上孕妇：

建议 35 岁以上的孕妇或者"一站式早唐"筛查结果高风险孕妇，做羊膜穿刺检查（羊水穿刺）或绒毛检查，获取胎儿细胞做进一步诊断。这是目前胎儿染色体疾病（包括唐氏综合征）产前诊断的"金标准"，对于降低出生缺陷是十分有效的手段。

时间：

孕早期进行唐筛检查的时间为 11 ～ 14 周；孕中期唐氏筛查

的时间为怀孕 14 ~ 22 周，最佳检查时间是在 16 ~ 19 周。既保证了唐氏筛查结果的准确性，也为高风险时的产前诊断赢得了时间。

姐妹保健室

为什么一定要做唐筛？

唐氏筛查主要是为了防止先天智能低下胎儿出生。因此，即使夫妻双方家族都没有唐氏综合征案例，子女也要进行唐氏筛查。

唐氏筛查是预防胎儿患上唐氏综合征的有效方法，所以一定要做。唐氏综合征的患病原因与孕妇年龄、孕期不良接触史、先天遗传等有关，正常夫妇也有生育唐氏患儿的可能，并且发病率会随着孕妇年龄增加而上升。

准妈妈们可以放心，唐氏筛查无副作用，它是一种对胎儿无损伤性的检测方法，既能缩小羊水检查的范围，又不会遗漏怀有先天愚型胎儿可能性。唐氏综合征目前尚无有效的治疗手段，最好的方式是通过唐氏筛查来尽快确定，在准妈妈分娩前终止妊娠而达到优生的目的。因此每一位准妈妈都有必要进行唐氏筛查，做到防患于未然。

怀孕后应该如何注意饮食？

孕期饮食的均衡化，可以多注意以下 6 点：

① 不宜高糖的饮食，准妈妈体内存留的糖分超过身体所需的时候，会降低自身的免疫力，容易使病毒、细菌等乘虚而入。

② 不宜过度吃咸食，倘若体内盐分过多，容易引起妊高征。

③ 不宜滥服温热补品，孕期摄入过量的温热补品，反而会增加身体的浮肿，使孕妈的孕吐反应更大。

④ 注意摄入含钙高的食物。

⑤ 不要长期地高脂肪饮食，大量补充此类食物，会使准妈妈体内的胆固醇和胆酸的含量增高。

⑥ 不宜过量摄入高蛋白。体内蛋白质过量会减弱准妈妈的食欲，出现诸如疲惫不堪、头晕目眩等各种异常。

另外，生的东西不能吃，如果吃海鲜的话，必须煮熟、煮透才可以；含有酒精的东西不能吃，不能喝酒；不吃不新鲜的东西，如含有防腐剂的罐头，快过期的牛奶等。火锅、辣条、冰激凌、螃蟹、烤鸭等，这些东西可以吃，但是一定要适量。

孕期禁忌食物参考表

孕期不能吃	
鱼翅	汞含量比较高
刺身	生的食物孕期严格禁食
槟榔	槟榔碱诱导口腔癌发生
芦荟	芦荟里面的蒽醌类化合物可能导致腹泻、腹痛
香茅	有药用成分
酒和含酒精饮品	酒精影响胎儿神经系统
提拉米苏	里面有生鸡蛋和酒精
孕期尽量不吃	
沙拉	市售沙拉微生物风险高
皮蛋	重金属铅含量有可能超标
碳酸饮料	影响钙的吸收代谢
孕期不建议吃	
啤酒鸭	若吃，请彻底加热
椰子油	饱和脂肪酸含量高
孕期可根据身体需要，选择性地吃	
柿子	没有完全成熟的话孕期不要吃，容易腹痛、便秘
荔枝	孕期不要吃太多，容易便秘
骨头汤	孕期少喝，不能补钙，脂肪含量高，易长胖

孕期饮食可以遵循哪些原则？

孕期的饮食原则：建议低热量、低脂肪。每天要摄入适宜的优质蛋白，如鱼、鸡蛋、豆制品、鸡肉、牛奶等。摄入复杂的碳水化合物，如谷类食物。增加新鲜的蔬菜与水果的摄入量。

碳水化合物、蛋白质和脂肪所提供热量的比例分别是 60% ~ 65%、15% ~ 20% 以及 25%。每餐不要过饱，七八成饱即可，不要暴饮暴食，要细嚼慢咽，延长进食时间，一日三餐要定时定量，不要不吃早餐。进食早餐可以降低血液黏稠度、胆汁黏稠度等，也可以避免午餐进食过多。

在孕早期，即怀孕的前 3 个月，这个时期的胚胎发育不需要太多的热量，所以不需要额外增加热量的摄入，保持和孕前一样就可以，但需要丰富的维生素和矿物质。孕中期和孕晚期，每天的摄入量可以酌量增加 837 千焦热量，837 千焦相当于 50 多克生米或 2 个鸡蛋或 2 个苹果的热量，实际并不多。

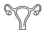 **孕期得了痔疮怎么办？**

　　孕期痔疮是一件非常常见的事情，不用太害羞，因为怀孕之后子宫变大会压迫直肠和肛门，容易影响静脉血液回流，会出现一个血管团，实际上痔疮就是这么个东西。

　　痔疮本身就有自愈性和发作性，临床上 80% 的痔疮是不需要手术治疗的。只要注意饮食，按时作息，轻微的痔疮一般都会自我修复，也可以使用栓剂和温水坐浴等方法来治疗。

　　坐浴一般每日两次，每次 20 分钟，水中加入少许高锰酸钾粉，配比为 1000:1。如果痔疮发生充血水肿、扩张甚至是脱出，就要进行干预治疗。

　　根据痔疮发生的部位不同可分为内痔、外痔和混合痔。

　　内痔一般可采用注射硬化剂治疗，患者注射完就可以下地行走。通过激光、微波、红外线等物理疗法，可使局部产生炎症反应，从而达到痔的复位和固定。

　　如果外痔比较大、经常发作并有增大趋势，或者内痔脱出甚至卡在外面，需要用手将其送回，这样的患者，建议手术治疗。

如微创吻合器痔上黏膜环切术（PPH），这个手术效果很好，手术痛苦程度较小，而且复发率低。

姐妹保健室

孕晚期得痔疮会引起早产吗？

一般的痔疮不会引起早产，但如果痔疮比较严重，引起疼痛，出血多，易引发如肛周脓肿类的肛周感染性疾病。如果这些感染性疾病未能得到有效控制，则会引起全身感染，严重的会导致早产及胎儿宫内窘迫的情况出现。

此外，在以出血为主症的痔疮发作时，由于孕妇本身容易存在生理性贫血，出血量大后会危害母婴健康。另外，痔疮发作时，出血量虽然不大，但却是一个慢性的失血过程，尤其是在孕期。这种情况下可能会造成母体贫血，也会影响孩子的生长发育。

如何预防孕期糖尿病？

妊娠期糖尿病（GDM）是指妊娠前血糖正常，妊娠期才出现的血糖异常，但未达到糖尿病诊断标准。这与妊娠中后期的生理性胰岛素抵抗相关，占妊娠期高血糖的 75% ～ 90%。而糖尿病合并妊娠是指妊娠前已经诊断为糖尿病的患者。

妊娠中、晚期，孕妈体内抗胰岛素物质（如胎盘生乳素、雌激素、黄体酮、皮质醇和胎盘胰岛素酶等）增加，使孕妈对胰岛素的敏感性随孕周增加而下降。

为维持正常糖代谢水平，胰岛素需求量必须相应增加。这种情况下，如果孕妈本身的糖代谢功能比较差、胰岛素分泌不足，妊娠期则可能无法代偿这一生理变化而使血糖升高，就发生了妊娠期糖尿病。

没有任何措施能够保证预防妊娠期糖尿病，但是怀孕前养成越健康的习惯，预防效果就越好。

孕期注意事项

吃健康食品

选择高纤维、低脂肪和低热量的食物。多吃水果、蔬菜和全谷物。保持饮食多样化，帮助实现健康目标，同时又不影响口味或营养。注意分量。

保持充沛精力

在怀孕前和怀孕期间进行锻炼可以帮助预防妊娠期糖尿病。每天至少进行 30 分钟的适度锻炼，可以是快走、骑自行车、游泳。

开始怀孕时保持健康的体重

如果有备孕计划，提前减重可能会帮助怀上更健康的宝宝。注意改变饮食习惯，这在孕期内大有裨益，例如多吃蔬菜和水果。

体重增长不超过建议值

怀孕期间体重适当增长是正常且健康的。但是，体重过快地增长，会增加患妊娠期糖尿病的风险。

孕期如何有效控糖？

① 少食多餐，不要暴饮暴食。三餐分成五餐吃，每次只吃八分饱，身体不出现明显的饥饿感就行。进餐的顺序可以调整为蔬菜 - 荤菜 - 主食。另外，可以适当放慢进食的速度。

② 用粗粮杂粮代替白米白面。比如糙米、全麦面包、荞麦面、意大利面等，玉米、红薯、南瓜、芋头等都可以当作主食来吃。（红薯虽然味道比较甜，但是和馒头、米饭相比，升糖指数并不高，对于血糖较高的人群可以适量进食红薯代替部分主食，但尽量不要多吃，毕竟红薯里面含糖量比较高。）

③ 孕期控糖，一定要吃主食，否则可能会出现尿酮体阳性，就会更加麻烦。

④ 千万不要喝粥，什么粥都不行，因为粥会发生糊化反应，升糖非常快。

⑤ 多吃高蛋白低脂肪的食物，拒绝甜食。奶油蛋糕、甜甜圈、巧克力、蜂蜜等都属于高糖食物，尽量不吃或者少吃。低脂牛奶、各种瘦肉、蛋类、坚果类都属于降糖食物，平时的饮食结构中可以适当增加。

⑥ 多吃蔬菜，粗纤维的食物。比如菠菜、生菜、番茄、黄

瓜等。每天最少吃两种绿叶蔬菜。

⑦ 水果要选择含糖量低和血糖生成指数低的。比如苹果、樱桃、橘子等，记住每次要适量，最好不要超过一个拳头大小的量。

⑧ 养成良好的作息习惯，适当运动。熬夜会影响身体胰岛素的分泌，特别影响空腹的血糖。每天餐后 1 小时左右运动 30 分钟，瑜伽、散步、游泳、孕妇操都是不错的选择。

缓解孕妇压力的方式

由于孕期生理原因或其他方面的原因，很多孕妇容易在孕期产生焦虑、抑郁、恐惧的情绪。孕妇们可以多从以下几个方面来试试缓解一下，如果实在控制不住情绪，过分焦虑，可以主动寻求家人和医生的帮助。

尝试通过记录孕期生活来放松

美国伯克利大学"家庭与母亲问题治疗中心"的葛利彼得博士说："一个女人是否能够顺利地转换心态，进入'妈妈'这个角色，最重要的就是战胜那些消极的想法。"

对于孕妈来说，怀孕以后，各种各样的问题都接踵而至，身份晋升，责任增加，改变原有的生活作息等。因此，孕妈们积极地记录孕期生活，可以帮助自己理清思路，理性看待问题。每天抽出 20 分钟，一周 3 次或者 4 次，好好记录下你的各种想法。

坚持运动

怀孕不是一直躺着的借口，除非医生诊断为属于高风险的孕妈，孕妇可以尝试每周做 3 次或者 3 次以上比较舒缓类的运动。这些运动不仅能够帮助保持身材，对孕妇生产也有好处。最重要的是运动产生的多巴胺能够让你在怀孕期间更容易保持愉快的心情，能够有效地减轻身体不适感，如背疼、便秘、浮肿等。

放慢生活节奏

把脚跷起来，躺在沙发上看本休闲的杂志；出去走一走，看看蓝天和白云，多呼吸新鲜空气。孕中期是最安全的时期，可以适度地安排旅行。不妨趁着"小尾巴"还没出生，和丈夫再享受一次二人世界。这些会给你带来意想不到的快乐与满足。或是去做一次按摩，好好放松一下，对于绝大多数普通孕妈来说，按摩是安全的。

瑜伽

怀孕后或生产后，都适合做瑜伽，哪怕只有几分钟，让世界融化在你的心中。通过这种方式，可以帮助孕妈降低心跳节奏，降低血压，减少出汗和肌肉紧张，从而减轻压力和紧张带来的不好影响。

冥想

冥想是一种思维上的创造，能够帮助孕妈传达放松的信息。换句话说，就是运用我们的想象力来影响自己的处事态度、行为，或者生理上的反应。孕妈可以经常利用恰当的想象为自己创造一个视觉上的画面。

交更多的朋友

朋友的支持与准妈妈的健康、宝贝的健康息息相关。有研究显示：准妈妈接收到的社会、亲人、朋友的支持越多，宝贝出生时的体重就越正常、越健康。这是因为旁人的支持会改变与紧张压力有关的神经系统，从而改善胎宝贝的发育。

孕期护理

预防做得好，妊娠纹不来找

妊娠纹很严重的多半是孕期营养过剩，妊娠纹医学上也叫膨胀纹，是由于皮肤里的弹力纤维和胶原纤维损伤或断裂后导致的。妊娠纹一旦形成就很难祛除，所以预防很重要。

除了通过控制体重预防，还可以通过日常护理来预防妊娠纹，从怀孕 4 个月开始，坚持使用油和乳进行按摩，让皮肤处在弹润、保湿的状态。修复和湿润做好了，就能一定程度上提高真皮的张力，强韧肌底，控制拉伤，这就能比较好地预防和修复妊娠纹。

建议每天涂抹一两次，一定要上下按摩、左右按摩，千万不要转圈按摩，因为宝宝可能会随着你按摩的手转动，出现脐带绕颈的风险。另外，腰、臀、大腿这些脂肪多的部位，也容易出现妊娠纹，可以适当按摩。

姐妹保健室

妊娠纹和肥胖纹的区别

形成因素不同

肥胖纹是由于骨骼和肌肉或脂肪的体积增加过快，超过皮肤的延长速度，真皮的弹力纤维被拉断，从而形成的一种纹路；妊娠纹的形成主要是妊娠期受激素影响，腹部的膨隆使皮肤的弹力纤维与胶原纤维因外力牵拉而受到不同程度的损伤或断裂，皮肤变薄变细，腹壁皮肤出现一些宽窄不同、长短不一的粉红色或紫红色的波浪状花纹。

生长时期不同

肥胖纹主要是平的，颜色有点白，是身体发胖时期形成的纹路；怀孕初形成的妊娠纹一般都是淡红色，产后会慢慢地变成白色的纹路。

分布位置不同

肥胖纹主要发生在肩膀、颈部、手臂、腹部、臀部、大腿等部位；妊娠纹主要长在肚子上面、屁股或大腿以上的部位。

肥胖纹与妊娠纹好发人群不一样

不论男女老少都有可能出现的就是肥胖纹，不论是身材肥胖的人，或因减肥而瘦下来的人，在肥胖的部位都有可能生成肥胖纹；妊娠纹主要是女性在妊娠时期形成，所以妊娠纹通常发生在孕妇身上。

孕期睡眠不足，精神不好怎么办？

孕后出现睡眠质量下降，一般是由于以下几种原因造成的：妊娠期呼吸功能变化、激素水平变化、气道因素、睡眠结构。

想要减轻或者避免睡眠障碍，可以合理控制饮食以及体重增长，减少仰卧睡眠，鼓励侧卧睡眠，适当摇高床头，也可以使用一些抱枕协助侧卧，适当运动。

姐妹保健室

帮助孕妇快速进入睡眠的小方法

①孕妇睡前上一次厕所，睡前避免喝太多水。

②孕期及时补钙。如果缺钙很容易引起小腿抽

筋，所以需要额外补钙，抽筋部位可以热敷，睡觉时以左侧卧位入睡。

③白天适当补觉。很多孕妇在怀孕期间，因为焦虑和身体难受，很容易失眠，要到夜里2点才睡着。

失眠其实并不可怕，如果孕妇夜里睡眠差，睡眠不足，白天要午睡，或者在早上睡个懒觉。孕妇及时补觉，不会影响胎儿，充足睡眠也有助于胎儿发育。

④舒适宁静的环境。有助于胎儿保持安静，准妈妈自然就能睡个好觉了。

⑤孕妇枕是专门为孕妇睡眠设计的枕头，孕28周后可以使用。它可以帮助孕妈减轻腹部压力，保护腰部，缓解腰酸背疼，帮助更快、更舒服地入眠。

⑥孕妇睡前可以适当泡脚，促进血液循环，或者是喝一杯热牛奶，可以有助入眠，但是孕妇要避免喝浓茶、咖啡，容易引起失眠。平时适当锻炼，均衡饮食。

孕妇失眠不可怕，但是如果孕妇的心理负担太重，造成长期失眠就麻烦了。孕妇可以试试放松自己，慢慢调整，逐步形成良好的睡眠习惯。

保胎方式

如果是一个正常的宝宝，是不需要刻意去保胎的，除非一些特殊情况，比如宫颈机能不全。

可以找医生开一些健脾补肾、补气养血的方子，使胎儿更加稳固，孕妇的身体也更加强壮。可能也会用一些黄体酮来保胎，同时动态地监测 HCG 和黄体酮。所以保胎也是分情况的。

需要保胎的几种情况

① 高龄产妇。年轻孕妇一般不需要保胎，如果孕妇年龄超过 35 岁，医生会建议孕妇在怀孕早期注重保胎。

② 孕早期出血。在怀孕初期，一些孕妇可能会发生出血情况。若 B 超检查证实为宫内孕，可以进行保胎；如果是宫外孕，需要及时做流产手术，以免危及孕妇生命。

③ 压力很大。一些孕妇的生活压力比较大，怀孕后得不到充分休息，这对胎儿很不好，最好进行保胎。

④ 有不孕、习惯性流产史。如果孕妇有不孕情况，或之前有过习惯性流产，这都需要加强保胎措施，尽量在家卧床休息，等胎儿发育稳定后再恢复正常运动。

⑤ 先兆早产。孕 28 周后出现见红，下腹阵发性腹痛伴有宫缩，考虑是先兆早产表现，应及时就诊治疗。

⑥ 多种病理情况。比如前置胎盘伴出血、宫颈机能不全、

妊娠期高血压疾病、急性阑尾炎、肝功能损害等，如果孕妇有这些疾病，应及时就诊，进行保胎治疗。

姐妹保健室

保胎一定需要卧床吗？

保胎不是绝对卧床休息。其实绝对卧床休息适用于一部分病人，比如胎盘早剥，B超看到宫腔里面有出血，可能存在一定的问题，这时候医生一般会告诉孕妇最好卧床休息。如果验血指标没有问题，B超检查也很正常，就不一定需要卧床休息，所以保胎并不等于卧床休息。

如果没有肚子痛，也没有出血，是可以正常去上班的。如果觉得腰酸背痛，不舒服，上班精神紧张、压力太大等都可以在家休息，出去散步或是到公园里走走，这些都不是问题。不过千万不要太劳累。

保胎能不能成功，一部分取决于种子胚胎质量好不好，如果胚胎种子质量有问题，出现多条或少条染色体，即使绝对卧床休息也是没用的，自然淘汰的胎儿本身就不可能正常生长发育。尤其对于有过多次流产的患者来讲，查清病因，调整机体状态，对症治疗才是关键。

孕期不能接种的疫苗

女性在怀孕期间不能接种的疫苗包括：流感疫苗、HPV、麻风腮三联疫苗、水痘疫苗、无卡介苗、带状疱疹疫苗。

如果妊娠女性意外注射了活病毒疫苗，或在疫苗接种后 4 周内受孕，则可能有发生感染等潜在风险。

妊娠前 3 个月及妊娠期间不建议接种的疫苗有麻风腮疫苗、水痘疫苗、带状疱疹疫苗，它们是减毒活疫苗，可能会导致妊娠期间感染麻疹、风疹、水痘、带状疱疹，引起母体并发症和胎儿畸形等不良妊娠结局，因此建议接种 3 个月以后再怀孕。

另外，因数据有限，不推荐在妊娠期间注射任何 HPV。但现有的数据以及美国 CDC、FDA 等机构均认为，在妊娠期间意外接种了 HPV，不良妊娠结局风险没有任何增加。

姐妹保健室

如果孕妇在不知情的情况下接种了水痘疫苗，该怎么办？

水痘疫苗也是活疫苗，不建议在孕期接种，因为有潜在的感染母亲和胎儿的风险，但是到目前为止没有发现导致母儿不良妊娠结局的证据。因此世卫组织（WHO）指出，妊娠早期无意间接种水痘疫苗后并不需要终止妊娠。

孕期发现子宫肌瘤、卵巢囊肿怎么办?

孕期卵巢囊肿一般可以分两种情况:一种是怀孕之后才出现的大部分是生理性的黄素化的囊肿,生完孩子基本会自动消失。另一种是孕前就存在了,只是以前没有查,不知道有这个囊肿,怀孕之后做 B 超才发现的。这种囊肿,除非增长得特别快,或者是恶性需要手术切除,否则可以暂时不用管。

姐妹保健室

孕期发现子宫肌瘤和卵巢囊肿
应该如何放下心里焦虑?

大多数情况下,孕妇遇上子宫肌瘤和卵巢囊肿,只要没有腹痛及先兆流产症状,无须特别处理,只需要定期检查、密切观察即可。

孕期最主要是保持心情舒畅,如果心里焦虑,反而会对宝宝生长有影响。

这些孕期谣言，你相信了吗？

怀孕之后，孕妇和家人都会格外地谨慎小心，生怕自己做错了什么事情会影响到肚子里的胎儿。也正因为这样，久而久之，就传出了不少孕期"谣言"，搞得孕妈们心里十分紧张。

下面这 10 大孕期谣言，看看你都中过哪几招。

谣言 1：孕期吃螃蟹会流产

孕妇可以吃。螃蟹可以供人食用的部分，无非就是蟹肉和蟹膏 / 黄，成分则是蛋白质、脂肪、矿物质和维生素等营养成分，这里面找不到任何能够导致流产的成分。但是孕期吃螃蟹，也要注意适量，而且一定要煮熟再吃。

谣言 2：孕期不吃海鲜，可预防宝宝得湿疹

不宜过分忌口。目前没有证据表明，孕期不吃海鲜、牛肉等易过敏食物，能降低宝宝出生后患湿疹或其他过敏性疾病的概率。如果在孕期过分忌口或偏食，反而会影响体重增长和营养均衡。

谣言 3：孕期不可以化妆

孕期可以化妆。绝大部分化妆品几乎不会经过皮肤吸收进入体内，对孕妇和胎儿不会造成伤害。只要是目前中国市场上合格

的化妆产品，一般在孕期使用都是安全的，但是不建议使用含有维 A 酸、水杨酸、烟酰胺的化妆品，会有致畸的风险。

谣言 4：孕期不呕吐是不正常的

孕反因人而异。孕早期恶心呕吐不是 100% 出现的，更不是衡量胎儿发育水平的指标。孕吐是否发生，主要和孕妇的胃肠道与神经系统是否对怀孕敏感相关，敏感的人更容易呕吐，不敏感的人也就没有明显的呕吐，甚至毫无感觉。

谣言 5：孕期吃燕窝，宝宝出生后更聪明

不一定。燕窝中含有唾液酸，唾液酸对神经系统的生长有重要作用，因此很多商家宣称燕窝能让宝宝更聪明。但是，唾液酸目前的功效结论大都来源于动物实验，不一定能直接作用于人体。而且，人体通过摄入肉蛋奶就能补唾液酸，并不需要吃燕窝来补。也就是说，人体内可以自己合成唾液酸，没必要额外补充。

谣言 6：孕期不能吃药

妊娠期是一个特殊的生理时期。很多人都知道药物可直接作用于胚胎，对胚胎的发育产生影响。所以很多孕妇即便是病得很严重了，仍然自己硬撑，不去看医生。

事实上，对于大多数疾病，都是有孕期安全用药的，只要严格地遵从医嘱，并不会对胎儿造成什么影响。如果孕妇一直拖着病体不肯就医，反而对胎儿的生长发育不利。

谣言 7：酸儿辣女，尖男圆女

不可信。通过孕妇对口味的偏好，酸儿辣女；皮肤状态（爱长痘、长斑的是男孩），腹形（尖男圆女），甚至通过同房时间来测算，这些说法都是不可信的。

判断胎儿性别的准确方法只有这几种：通过孕中期及其后的超声波检查，观察外生殖器而直观判断胎儿性别；有性染色体遗传疾病的家庭，可通过获取胎儿性染色体的信息来判断。

谣言 8：孕期不能吃冷饮

孕妇是可以吃冷饮的，但要适量。孕早期，孕妇可能会出现反胃、呕吐等早孕反应，可能想吃些冰爽的食物，这时候，适当吃点冷饮是可以的，但需要注意控制量、控制食用速度、保证冷饮卫生安全，或用冷藏的健康食品代替冷饮。

谣言 9：孕期爬楼梯有助于生产

不适合，可以选别的运动。适当运动有助于生产，但对于孕晚期的孕妇来说，爬楼梯并不合适，此时如果想要运动可以从散步、椭圆机等相对安全、损伤小的运动开始。因为一般人在上下楼梯的时候，膝盖承受的压力是正常行走的数倍。而孕妇体重较重，为了保持平衡，在爬楼梯的时候，身体会发生倾斜，腰椎、膝关节、腹部的压力会增大，也会给胎儿造成压力。

谣言 10：孕期需要穿防辐射服

一般不需要。因为常见的家用电器，如手机、电脑、微波炉、吹风机发出的都属于非电离辐射，对人体和胎儿没有伤害。只有在特殊情况下接触到电离辐射才需要在医生指导下穿专业防辐射服，例如在医院做 CT 胸片检查。

综上所诉，孕妇们不必太在乎这些谣言，孕期保持良好的心态，按时产检，认真听取医生的嘱咐，这才是保护孕妈和宝宝最靠谱的方法。

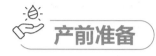 **产前准备**

进产房前，你要知道的八件事

产前做好相关的分娩训练

最好的办法是，在孕期了解分娩的全过程以及可能出现的各种情况，了解分娩时应怎样与医生配合，了解减轻产痛的分娩训练。这对减轻心理压力大有帮助。

提前做好入院准备

把入院分娩的所有物品（包括自己和宝贝的），都提前放在一个手提包里，以便随时都能拎起来就走。提前将家中琐事安排妥当，并向家人交代重要物品存放事宜，如银行存折、各种理财卡或信用卡等。除此之外，丈夫在分娩临近时最好不要外出，可使孕妇心里更踏实一些，心情也会好转，对待分娩会从恐惧逐渐变为急切的盼望。

放松心情以减轻对分娩的恐惧

当自己感到内心焦虑紧张时，可通过向丈夫喋喋不休进行宣泄，也可做最适宜孕晚期的散步运动，或对自己进行语言暗示，如"我的骨盆较宽，生宝贝没什么问题"等，来放松情绪，减轻对分娩的恐惧。

补习分娩相关知识

孕妇应和丈夫一起学习相关的医学知识，了解分娩全过程以及可能出现的情况，了解分娩时怎样配合，进行分娩前有关的训练，这对解除心理负担大有帮助。

转移注意力

根据兴趣做一些转移注意力的事，如布置一个喜欢的居室，给婴儿准备衣物和生活用品，和丈夫一起听优美的轻音乐，或漫步于环境优美的大自然……这些都有助于镇定孕妇的情绪，减轻产前忧虑和紧张。

进行积极的心理暗示

孕妇可经常对自己进行积极的心理暗示，在心里默念"我就要见到日思夜想的宝贝了，这是一件多么让人高兴的事""我很健康，一定能顺利生下宝贝"等。

预想到宝贝诞生后生活中的变化

接受小生命诞生后，夫妻生活空间和自由度比以前变小的变化；接受宝贝出生后，所有人会自觉或不自觉地会将情感转移到宝贝身上的变化。

多听音乐，接受音乐的洗礼

我们都知道音乐不仅能促进胎儿的身心发育，对孕妇的身心也能起到放松作用。每天花 20 分钟静静地接受音乐的洗礼吧，同时想象音乐正如春风一般拂过你的脸庞，你正沐浴在阳光里。

姐妹保健室

产前如何做到心理放松？

①无痛分娩不是全程无痛，宫口开到 3 指才会打无痛，在打无痛之前还是会疼。

②吃的喝的要自己带齐，比如巧克力、吸管杯等。

③阵痛开始的时候尽量不要大喊大叫，不仅容易消耗体力，生完还会嗓子疼。

④如果医生给你摆的体位不舒服，可以换一种自己觉得舒服的生产体位。

⑤生产的时候下半身是光着的，有时候还要备皮、导尿，甚至是灌肠，所以要做好心理准备。

⑥不要憋屎憋尿，想拉就拉。

⑦生完及时去喂奶，不管宝宝能不能吸出来也要喂，主要是告诉大脑要给宝宝产奶。

⑧顺产不会使阴道松弛，不会影响夫妻生活，很多女生选择剖宫产是因为害怕顺产会导致阴道松弛，影响未来的夫妻生活。其实女性阴道里本来就有很多褶皱，就像弹簧一样，分娩时身体会分泌松弛素，让阴道扩张，分娩后便会恢复原来的状态。

生产前如何面对分娩焦虑？

别看很多孕妇表面很平静，其实心里比谁都慌张，越是到最后的时期心里就越恐惧，既想让宝宝快点到来，又害怕生产的痛苦，甚至还想到自己最坏的打算，导致心里感到焦虑不安。

这时家人就要多陪伴孕妇，多鼓励她说以前的妈妈们生孩子的时候是怎样的，让孕妇不那么紧张，也要多多包容孕妇的暴躁情绪。这时也最需要准爸爸的陪伴，要多鼓励孕妇，也可以多和孕妇说一点情话。

　　分娩前准妈妈应该做好以下几方面，来帮助自己缓解分娩的焦虑。

掌握与分娩有关的知识

　　人的恐惧大多是由于缺乏科学知识，胡思乱想而造成的。正所谓"知识完全的时候，所有恐惧将统统消失。"所以，在怀孕期间，建议准妈妈看一些关于分娩的书，了解整个分娩过程后，从科学的角度来对抗恐惧心理。这种方法不但效果好，还能增长科学知识。

　　总之，准妈妈在怀孕期间除了要休息好并保证营养，在身体上做好生产的相应准备，同时在心理上也要做好相应的准备，这样才能帮助准妈妈在生产时克服恐惧。

正视分娩的恐惧

　　孕妇可以与家人讨论分娩的事情，将各种可能遇到的问题事先想清楚，同时找出每个问题的解决方法。做好分娩前的物质和心理准备，这样就不会临时手忙脚乱，还能帮助稳定情绪。

把对分娩的恐惧转移到别的方面

　　这是"船到桥头自然直"的想法。分娩本来就是一个自然的生理过程，是你和宝宝第一次为了你们的初次见面而做出的共同努力！不要把分娩当作一件很严重的事情来考虑，不要听过来人讲她们分娩的惊险经历，这样可以暂时转移对分娩的恐惧。

做好分娩准备

分娩的准备包括孕晚期的健康检查、心理上的准备和物质上的准备。一切准备的目的都是希望母婴平安，所以准备的过程也是对准妈妈的安慰。

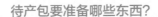

姐妹保健室

待产包要准备哪些东西？

妈妈篇

①证件类。双方身份证，户口本，医保卡，孕期检查资料，准生证，银行卡和现金，手机充电器和充电宝。

②饮食类。巧克力、藕粉和功能饮料（若干）。

③衣物类。哺乳文胸（2个）；月子服或普通系扣睡衣（2件）；月子帽（1个）；长款不勒脚脖棉袜（一天一换）；月子鞋（棉质柔软带后跟1双）；一次性内裤（4盒）；出院衣服和平底鞋（1双）；束腹带（剖宫产用）。

④卫生护理类。产妇卫生巾，产后护理垫（3个）；卷纸抽纸湿巾（1提）；会阴冲洗器（双头1个）；一次性马桶垫（30张）；脸盆（1个）；月子牙刷（1个）；防溢乳垫（1个）；母乳保鲜袋；毛巾（可准备2条以上）；自用简单护肤品。

宝宝篇

①喂养类。奶瓶（2个）；软头小勺（2个）；奶粉（一小罐备用即可）；奶瓶刷（1个）；奶瓶清洗剂（1瓶）。

②卫生护理类。纱布浴巾（1条）；纱布方巾（10张）；NB码尿不湿（1包）；隔尿垫（50个）；婴儿棉柔巾（10包）；婴儿湿巾（6包）；婴儿洗衣皂（1个）；衣架（20个）；肚脐贴（1包）；婴儿细棉签（1盒）；洗脸、洗屁屁盆（各1个）；抚摸油（1瓶）。

③衣物类。分体尚服/连体衣（各2套）；婴儿胎帽（1套）；婴儿袜子（若干）；婴儿包被（2厚2薄）。

无痛分娩对宝宝有影响吗？

无痛分娩用的麻醉剂不会直接进入孕妇的血液循环，更不会进入胎盘，所以不会影响宝宝智力；无痛分娩能缓解孕妇分娩时的疼痛，减少分娩的恐惧和产后的疲倦；无痛分娩可以母乳喂养，现代的麻醉药会很快代谢掉。

无痛分娩具有以下优点：

①对产程影响小。

②安全、对产妇及胎儿不良作用小。

③药物起效快、作用可靠、给药方法简便。

④有创镇痛由麻醉医师实施并全程监护。

无痛分娩与顺产的区别

无痛分娩是往椎管内放置一根管子，然后向内推入麻醉剂，从而起到阻断分娩过程中疼痛的作用。分娩的过程是没有明显区别的，无痛分娩时疼痛感相对轻，而顺产分娩则没有注射麻醉药，疼痛感较强。

无痛分娩因为疼痛较轻对身体伤害较低，恢复较快；而顺产可能会出现无力而转为剖宫产，对身体伤害较大，恢复较慢。

无痛分娩对孕妇的重要性

分娩痛是孕妇们抱怨、畏惧自然分娩的主要原因之一，约有60％的产妇将分娩痛描述为"无法忍受、痛不欲生"。如果把疼痛分为10分的话，0分代表完全不痛，10分代表最痛，分娩痛通常可达到9分以上。有的孕妇甚至因此放弃自然分娩，而选择剖宫产。

分娩时，子宫收缩，子宫血管受压迫，造成子宫缺血。宫颈口开大时，肌肉变薄、韧带拉伸，肌肉韧带的神经末梢发生变化。分娩时，胎儿对母亲产道产生压迫。这些都会使产妇分娩时感到剧烈疼痛。无痛分娩可以让孕妇们不再经历疼痛的折磨，减少分娩时的恐惧和产后的疲倦，让孕妇们在时间最长的第一产程得到休息，积攒体力。当宫口开全时，就有足够力量完成分娩了。

🩹 关于剖宫产

　　剖腹产医学上称之为剖宫产，是指经腹切开子宫取出胎儿的手术，适用于不能耐受阴道分娩的情况。在子宫切口上可以分为横剖和竖剖两种。

剖宫产的注意事项

① 在术前要禁食水 4～6 小时。

② 剖宫产手术后要平卧 6～8 小时，腹部切口加压，防止术后切口出血。在平卧期间活动四肢、做下肢的按摩，避免血栓形成。

③ 术后要尽早开奶，新生儿对乳头的吸吮可以促进子宫收缩，减少出血，提倡在手术后半小时内要尽早地进行早接触、早吸吮。

④ 术后 6～8 小时可以在床上做翻身运动，同时可以进食少量的流食和半流食。

⑤ 提倡手术后 12 小时起床活动，尽早下床多活动能促进胃
  肠道蠕动，尽早排气促进术后恢复，同时减少肠粘连、
  静脉血栓等并发症的发生。

一胎剖宫产，二胎可以顺产吗？

二胎是否可以顺产需要根据第一胎剖宫产的原因决定。若第
一胎剖宫产是由于骨盆等自身因素所致，那么第二胎顺产仍会对
胎儿的生命及健康造成一定影响。

剖宫产能剖几次？

排除医生手技、医疗条件、个体差异等因素，一般建议剖宫
产手术最好不要超过 3 次。有些孕妇前一次剖宫产后，会严重感
染疾病，或者有些人子宫下段愈合不佳，如果有这些状况的不建
议再次怀孕。

姐妹保健室

剖宫产后多久可以洗澡？

剖宫产一般一周以后就可以洗澡，但是需要根据伤口恢复情况和个人自身情况判断。如果伤口恢复较快，一般在 7 ~ 10 天就可以洗澡，但是洗澡时最好不要过度摩擦伤口处，以免导致伤口损伤，而且还可能出现感染等症状。

如果伤口恢复较慢，可能需要等待一段时间，需要 10 ~ 15 天才能够洗澡。剖宫产洗澡过程中一定要注意水的温度，不要过高或过低，也不要长期处在密闭的环境中，以免出现呼吸不畅、憋气等症状。

产后身体的变化

顺产之后，身体的各个部位都会有相应的一些变化。

顺产后身体有哪些变化	
乳房	乳房变得充盈，开始出现初乳，甚至出现整体下垂
子宫	子宫会持续缩复，逐渐变小、变轻。通常 6 周后就能恢复到怀孕前的大小

（续表）

阴道	产后阴道黏膜水肿，通常 3 周后就会基本恢复
泌尿系统	产后会有排尿不畅、尿失禁等问题
消化系统	会经常感觉到口渴，食欲降低
腹部	产后腹部皮肤松弛
皮肤	很多新妈妈在分娩后会长雀斑

产后什么时候可以有性生活？

一般来讲，产后超过 42 天就可以同房。大多数人有哺乳期，哺乳期一般不来月经，但卵巢可正常排卵，所以不来月经不等于不会怀孕，如果同房要做好避孕措施。

产后抑郁怎么办？

产后抑郁症，是一种疾病，是产妇在分娩后出现抑郁、悲伤、沮丧、哭泣、易激怒、烦躁，甚至有自杀或杀婴倾向等一系列症状为特征的心理障碍。

产后抑郁并不是产妇"找茬儿"或"矫情"，而是产后激素在短期内急剧变化，加上角色改变短期内导致情绪敏感，无法控制，跟她的脾气没有太大关系。

50%～80% 的新妈妈，在产后的一段时间内，都会表现出抑郁的情绪和症状。产后抑郁如果没有被及时发现，严重了以后发展成产后抑郁症的可能性也很大。产后抑郁症的发病概率为10%～15%，大约 10 个产妇中，至少有 1 个会患上产后抑郁。

在整个孕期，孕妇体内的多种激素水平都在增加，逐渐到达顶峰；而分娩后，激素水平又突然下降。这种快速的变化会直接影响脑部活动，使情绪变得不受控制。也就是说，产后一段时期的情绪低落、忧虑烦躁，都是激素骤变惹的祸，而且身体上的疼痛，也会加重烦躁。

心理方面。家庭经济状况、夫妻感情不和、住房困难、宝宝健康状况等，也都是重要的诱发因素。

个性特征。因为每个人的个性特征不一样，有的宝妈本身就有抑郁特质或焦虑特质，或者有些人性格偏执，对于产后的适应就容易出现困难，产生症状。如宝妈过于担心宝宝的养育情况，总觉得自己照顾不好宝宝，易产生强烈的自罪自责感，或担心自己的事业、睡眠、经济状况、娱乐、交际、身材、夫妻关系受到负面影响，自我评价降低，甚至自暴自弃。

如何预防产后抑郁？

产后抑郁的预防需要家庭成员和产妇自身的共同努力。分娩前，家属要了解产妇自身及其家族情况，高度重视存在危险因素的产妇，产妇也要学会处理自己的情绪。同时要谨慎对待产妇在分娩时和分娩后的情绪变化，及时帮助她排解不良情绪。

① 分娩时，家属要给产妇全程的支持和鼓励。

② 分娩后，产妇和家庭成员要共同学习对宝宝的护理，营造亲密的母婴关系和家庭环境，产妇也要注重通过适量的运动来缓解心情。

③ 产后要保持充分休息，尽量少接待客人。遇到困难积极寻求家人朋友的帮助，多和丈夫沟通，得到丈夫的理解，增加运动量，膳食合理，多吃新鲜的蔬菜水果，多喝温开水，保持平和的心态。

家人要多关注产妇生产后的情绪

遇到不良情绪的时候，建议产妇打开心扉，多与家人沟通，主动寻求帮助，调整生活的状态，比如规律地生活，进行适当的运动和人际交往。

家人的理解和包容是产妇的坚强后盾，要早发现产妇的不良情绪，理解产妇的不易，协调好家庭里各种关系，解决隐藏的问题，为产妇和宝宝创造一个温和幸福的家庭环境。

如果依然存在不良情绪，建议产妇要及时到医院产后科、心理科就诊，医生会根据具体的情况做量表筛查，给出合适的建议，并根据病情进行心理治疗或者药物治疗等。

产后多久会排卵？

产后排卵的恢复与产妇是否哺乳和哺乳时间的长短有关。产后未哺乳产妇，4周内很少排卵，产后6周内排卵的占10%～15%，产后3个月内排卵的有30%。哺乳期的女性恢复排卵更晚，多于产后4～6个月恢复，但也有在产后6周发生排卵者。

另外，产妇的年龄、肥胖也有一定的影响，所以满月后，自产后第一次性生活起就应采用避孕措施。适宜的哺乳期避孕方法可以是使用避孕套等。由于避孕药中的雌激素可使乳汁分泌减少、质量降低，还能进入乳汁对新生儿产生不良影响，所以哺乳期的新妈妈不宜使用短效口服避孕药。

产后什么时候适合做凯格尔运动？

凯格尔运动又被称为骨盆运动，1948年创立于美国，主要由阿诺·凯格尔医生研发，这种运动方式主要借由反复缩放自己的部分骨盆肌肉来实现肌肉紧实的状态。

凯格尔运动常被一些人用来减少自己尿失禁的症状，尤其是产妇在产后容易尿失禁或者阴道松弛，做这个运动有很好的缓解效果。

什么时候开始做呢？

① 生完孩子以后，马上就可以开始做轻微的收缩阴道、缩肛门的动作。但是有的人是顺产，会阴部有伤口，比较疼，如果这时候做凯格尔收缩会比较困难，所以建议，先做伤口的镇痛，把这个紧张的部分去掉，等它软化了以后，伤口没那么疼了（一般是差不多一周的时间，伤口基本上已经愈合了），没有明显的疼痛，就可以做凯格尔运动了。

② 还有一种情况，就是产后或者是孕晚期的时候，有耻骨分离，或者是产后有耻骨疼、尾骨疼痛。一翻身骨盆附近就疼痛，也称骨盆带疼痛。即使没有这些疼痛的产妇，也不建议太早进行凯格尔运动，即使做凯格尔，也会在运动强度上有一些限制。

因为骨盆里紧张的肌肉，还是有一定的痉挛，这样的情况下去做凯格尔锻炼，对它的负荷也有些大。所以，一般先进行镇痛，当伤口还有骨盆带的周围都没有疼痛（表明已经松弛下来了），此时再做凯格尔运动，效果会更好一些。

具体应该怎么做凯格尔运动，每个人都是不一样的。而且，你应不应该做、做到什么程度，如果有一个比较专业的妇产科或盆底的医生，或者是有专门的治疗师来给你做指导，会比较好。

姐妹保健室

产后身材变形的妈妈们

从怀孕、分娩到宝宝的哺乳喂养，女性的身体会发生诸多变化，其中身材走样、体态的变化是现代都市妈妈们关注度最高的问题。女人天生都是爱美的，谁都想在产后快速恢复曼妙的身材。想要尽快恢复，首先要保持一个良好的心态，心态平和，恢复起来就快一些。

产后恢复身材主要包括饮食调理和运动调理，一定要选择科学的方法，除了要合理地控制饮食之外，还要进行适当的锻炼。

产后想要尽快恢复身材，方法相当多，但千万不能够选择节食。节食不仅效果慢，而且对女性的身体有极大的伤害，严重的甚至引起肝脏、肾脏等方面的疾病。在饮食上要清淡一些，不要吃过于油腻的食物，否则不但不能快速恢复身材，甚至还会继续长胖。

因为产妇的机体比较敏感脆弱，需要通过循序渐进的运动，来达到产后瘦身的效果，要减少运动的风险，应选择温和规律的全身性有氧运动，如骑单车、快走、慢跑、产后瑜伽、体操等，并进行适度的伸展运动，达到腹部肌肉的训练和盆底肌肉的训练。

做任何运动都有潜在的危险，尤其对于身体虚弱的产妇，不适当的运动可能会产生反效果，甚至伤害身体。

除此之外，平时还要多注意休息。每天保证充足的睡眠，晚饭吃六分饱，睡觉前不要再吃任何东西，最好晚饭后不要再吃东西。

最后一点，要坚持母乳喂养，对减肥恢复身材极为有利，而且要提醒产妇，哺乳期宝宝的营养也很重要。恢复身材要循序渐进，不能操之过急，过度节食会影响乳汁分泌，从而影响宝宝的发育。

第七章

让更年期
不再烦恼

更年期是一种好发于女性群体的疾病，

它既是生理性的，

同时也是心理性的。

什么是更年期?

一提到更年期,大家脑海里会想到什么?可能是:喜怒无常、不可理喻、不好惹……

更年期,医学上一般称之为围绝经期,通常发生在 45 ～ 55 岁的女性群体中。更年期综合征(MPS)又称围绝经期综合征,指妇女绝经前后出现性激素波动或减少所致的一系列以自主神经系统功能紊乱为主,伴有神经心理症状的一组症候群。

在更年期阶段,随着卵巢功能减退、雌激素水平下降,会出现一系列程度不同的症状,同时也意味着女性不再有月经周期,以及永久失去生育能力。

从出现更年期相关症状到完全绝经(也就是围绝经期),这段时间可能仅有 6 个月,也可能持续 10 年,有时甚至更长。

绝经可分为自然绝经和人工绝经两种。自然绝经指卵巢内卵泡用尽,或剩余的卵泡对促性腺激素丧失了反应,卵泡不再发育和分泌雌激素,不能刺激子宫内膜生长,导致绝经。

人工绝经是指手术切除双侧卵巢或用其他方法停止卵巢功

能，如放射治疗和化疗等。单独切除子宫而保留一侧或双侧卵巢者，不属于人工绝经。

更年期容易引发身体哪些情况？

更年期女性在激素水平失衡后，整个机体状态都会受影响，容易导致更年期疾病高发。

"苹果型"肥胖

"更年期肥胖"约占女性肥胖的 8%。女性在 40 岁之后，肌肉量和基础代谢率逐年下降、卵巢功能减退、激素代谢降低，也会减少机体对脂肪、能量的消耗，若不注重运动及饮食调整，就会形成不同程度的腹型肥胖。

失眠、抑郁

雌激素逐渐减少，垂体促性腺激素增多，会造成神经内分泌失调，引发焦虑、抑郁、失眠、多梦等症状。

骨质疏松症

雌激素水平下降会造成骨量流失速度快于生成速度，从而造成骨质疏松。据统计，绝经后第一年骨质疏松症发生率达 22%，绝经满 5 年发生率可达 45%，超过 1/3 的 50 岁以上女性易发生骨质疏松性骨折。

泌尿系统疾病

更年期妇女盆底功能障碍发生率高达 50%～80%。随着卵巢功能衰退，女性盆底支持功能逐渐弱化，由于分娩时造成的影响，很可能在咳嗽、大笑时出现尿液漏出现象。还有可能反复出现尿路感染。

心血管疾病

更年期前女性患心脏病、突发中风的概率低于男性，而绝经后女性心血管发病率比其他女性高 2～6 倍，心脏疾病发病率也明显增高。

雌激素有助于血管通畅，增加弹性，促进血液循环，但女性更年期后，不仅雌激素水平下降，代谢功能也会减弱，血管中坏胆固醇、甘油三酯等成分增多，心血管疾病发病风险会明显升高，如动脉硬化、心律失常、糖尿病、高血压等。

姐妹保健室

更年期如何避免情绪过度激动伤害家人？

①要正确认识更年期和衰老问题。更年期是每位女性自然的生理过程，身体出现一些不适症状也是正常的，如月经变化，睡眠障碍，经常性便秘、眩晕、乏力、心悸、四肢麻木、发冷或发热、血压脉搏不稳等。不必过度担心，更不必盲目疑虑。

②处理好家庭、社会关系，善用宽容和忍耐对待不称心的人和事。更年期妇女情绪易于激动，容易与家人发生矛盾。这就要求大家相互体谅，遇事要镇静，不要为一点小事、一句不顺耳的话而大动肝火。人生已过半百，很多事情都经历了，也该看淡了，不必凡事过于认真，学会爱自己，不必过度关注别人的看法，以豁达的心态面对生活。更年期女性不但要适应家庭，更要适应社会，对当今社会上的一些现象要有一个正确认识，不理解的要多与他人交流看法，不要闷在心里，自寻烦恼，要以乐观的态度对待生活、对待社会，这对预防抑郁症也十分有利。

③创造丰富多彩的生活。更年期妇女大多临近退休，有的已经退休或下岗在家，短时间内心里会存在一种失落感。这时可以合理安排一些活动，适

当培养兴趣爱好，寻找精神寄托，如养鱼、养花、绘画、下棋、听音乐等，不仅可以增加生活的情趣，还能增进身心健康，对预防更年期综合征也大有裨益。

④合理安排体育锻炼。体育活动可以通过促进新陈代谢，增强各器官的生理机能，以提高身体素质，同时也能提高心理素质，提高对突发事件的适应能力。宜选择运动量小、节奏慢的运动，如打太极拳、练剑、慢跑、散步等，让更年期患者在运动中获得欢乐，忘掉烦恼和忧愁。

⑤正视"负性生活事件"，负性生活一般是指不愉快的事件，接近于消极行为。正确对待突发事件，如丧偶、亲人离别、患病等，对更年期妇女来说尤为重要，遇事要冷静，以自身健康为重，切不可忧心如焚、不思后果。

⑥合理安排饮食，少食动物脂肪，多吃蔬菜水果，忌烟酒，摄入足量蛋白质和含钙食物。此外，家人要对更年期妈妈们的状态完全理解和接纳，家人的理解和支持是最重要的。

进入更年期的表现

生理变化

近期的主要表现为月经紊乱、血管舒缩功能不稳定和情绪不稳定；远期可表现为泌尿生殖功能异常、骨质疏松和心血管系统疾病等。

更年期常见的表现

① 月经失调。月经周期、经期、经量异常，还可能有腹痛、头晕等症状。

② 精神失调。常见的表现有情绪变化大，喜怒无常、爱发脾气，经常焦虑、抑郁、睡眠障碍、失眠多梦等。

③ 血管功能失调。潮热、多汗、畏寒，还可能有胸闷、气短、头晕等表现。

④ 性功能下降。性欲衰退，阴道分泌物减少，同房时出现疼痛感，厌恶性生活。

⑤ 骨质疏松。进入更年期以后雌激素水平下降，钙的吸收能力降低，就会导致患骨质疏松的概率升高。

⑥ 心血管疾病。出现血压波动、心悸等，有的血压升高，冠心病的发生率显著增加。研究已经证明了女性心血管疾病的发生与体内的雌激素变化有关。随着绝经后雌激素分泌的减少，女性心血管疾病发病率逐渐增高。

姐妹保健室

更年期时面对身体的生理变化，如何放平心态？

①正确认识和全面了解更年期的临床症状。了解更年期情绪低落和心理不适是部分女性在更年期发生的必然过程，了解相关知识，正确面对，树立战胜更年期心理障碍的信心，做到遇事不过分紧张和害怕，自我调适，达到心理平衡。严重的更年期症状要寻求医生的帮助，配合医生的治疗，更年期症状很容易缓解。

②选择适合自己和喜欢的健康的生活方式。在心态上自我重塑，提高自信，走出家门，多交朋友。自我封闭会加重更年期的不适。

③更年期的女性要注意劳逸结合，避免较大的精神刺激，积极调整好心态，消除焦虑恐惧的心理，

做些自己喜欢的事，对自己是一种很好的调节和放松方式。

④正确认识自身身体机能的下降，多与亲人和朋友交流、沟通，有身体不适，及时寻求亲友和医生的帮助，让自己顺利度过更年期。

愿更年期的女性更加健康、快乐、自信、美丽、从容。

外貌变化

肥胖

很多女性在进入更年期之后都会出现迅速发胖的症状，更年期也是女性最容易发胖的一个时期，尤其是腹部及臀部很容易脂肪堆积。

身体分泌的雌激素减少，就会使身体的代谢能力下降，脂肪的消耗就会受到影响，所以不少女性在更年期之后，会出现肥胖的症状。另外，大多数女性都不喜欢运动，而身体内的能量在不断堆积，却不能及时消耗，从而导致肥胖。

皮肤变差

对于更年期的女性来说，这个时期女性的皮肤也会出现一些明显的变化，皮肤会变得干燥，而且皮肤弹性会逐渐消失，容易长皱纹等。

姐妹保健室

更年期的女性皱纹会变多吗？

有很多女性朋友到了更年期会出现皱纹增加的症状，这是因为激素变化引起的，有的人还会出现皮肤松弛、弹性减弱、皮肤变薄等症状，都是由于雌激素变化诱发的，调查表明，眼睛、脸颊和嘴唇最容易出现皱纹。皮肤毛孔粗大，肤色暗沉无光，摸起来没有弹性，松松垮垮。

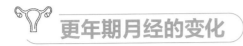 更年期月经的变化

月经不来是不是代表绝经了

不来月经是否就代表绝经，这种情况是不一定的。不来月经有可能是月经失调，也有可能是女性闭经的情况，这时候最好去医院看看是由什么原因造成的。

一般在 49 岁左右出现闭经。临床医学上规定 3 个月不来月经叫闭经，闭经的病人一般临床多见卵巢早衰、多囊卵巢综合征、闭经泌乳综合征，这些都会表现出不来月经，但不代表绝经。可以到医院做内分泌的相关检查，可以做卵巢 AMH 检测，也可以做性激素六项检查，经过这些检查可以判断卵巢的功能。如果确定是卵巢早衰，必须视情况积极治疗。如果是正常年龄绝经，这种情况可以观察。

如何判断更年期月经不调？

绝经前一段时间，往往会出现"月经要么不来，要么不走"。当"月经要么不来"时，有性生活的女性首先要排除怀孕，然后根据具体情况适时用孕激素撤退出血，以防自然出血时量过多或出血时间过长。

其次还要注意是否盆腔器官发生器质性病变。如阴道检查及宫颈癌筛查排除宫颈病变可能，做个阴道彩超排除子宫内膜息肉、子宫内膜病变、子宫肌瘤、子宫腺肌症、卵巢肿瘤等导致的出血。必要时进行诊断性刮宫术或宫腔镜下子宫内膜活检术排除子宫内膜癌等病变。

绝经越晚，老得越慢吗？

绝经只能说明性器官出现了衰老，失去了生育能力，并不代表绝经之后很快就出现衰老的情况。

绝经后由于激素水平下降，身体免疫力也会下降，还会引起一系列的更年期症状，所以会有老得快的说法。此时的重点是调整好心情，定期健身、健康饮食、规律作息和适当护肤才能真正意义上的延缓衰老。

绝经后，身体是如何慢慢衰老的？

绝经后，身体会慢慢发生衰老，大量钙质流失，容易出现骨质疏松。因此在月经期间要摄取足够的钙量，才能够避免身体缺乏钙而引发骨质疏松，进而出现其他的骨科疾病。

绝经后身体内的激素下降，身体的泌尿生殖器官也跟着慢慢萎缩，容易出现阴道炎和泌尿系统感染等疾病。

绝经之后，比较明显的变化就是皮肤了。一般妇女在绝经之后，体内雌激素跟孕激素都会下降，不能够再滋养皮肤，皮肤就会出现干燥、脱皮、皱纹等症状。另外，随着年龄的增长，人体蛋白质会逐渐减少，新陈代谢也会变慢，皮肤就会更差，甚至出现老年斑。

随年龄的增长，神经系统功能逐渐下降，再加上绝经，使大脑衰退得更快，大脑组织的能力减弱，神经传导的速度减慢，就会出现反应迟钝、记忆力下降的情况。

另外，睡眠质量也会受到影响，有时候甚至会出现痴呆。

更年期月经不调怎么办？

更年期女性身体是很容易出现各种问题的，其中月经不调就是最常见的现象。

更年期的月经不调，大多数是由于卵巢功能下降所引起，子宫内膜持续受雌激素的作用，没有孕激素的对抗，而导致的异常出血，常见治疗方法如下：

饮食调理

更年期月经紊乱和更年期卵巢功能衰退，与雌激素分泌减少有关系，因此可以在饮食上多吃一些富含植物性雌激素的食物，比如大豆、豆浆、芝麻、豆腐、亚麻籽等；同时也需要多吃一些富含维生素 E 的食物，比如莴苣、核桃、瘦肉、牛奶、猕猴桃等；另外，也需要适当吃一些富含微量元素的食物，比如猪血、鸭血、猪肝、黑木耳、香菇等。但是要避免吃高脂肪、高糖分的食物。

日常护理

不良的生活习惯有可能会影响内分泌系统，导致更年期月经不调，对此需要加强日常护理。患者应该养成作息时间规律的习惯，避免在更年期内长期熬夜；可以适当运动锻炼，增强身体的免疫力，也具有调节内分泌的作用；尽量保持心态平和，避免长期生气、紧张、抑郁等不良情绪，可以通过旅游、逛街、看电影、跳舞等方式来放松心情。

药物治疗

更年期月经紊乱，可能存在月经量过多、经血淋漓不尽、子宫内膜过厚、月经长期不来等症状，需通过检查后在医生指导下根据情况使用雌孕激素药物来治疗，比如戊酸雌二醇、地屈孕酮等；若存在子宫肌瘤、乳腺良性病变、有血栓形成倾向等情况，可以考虑使用滋阴补肾、疏肝理气的中成药来调理，比如知柏地黄丸、加味逍遥丸等。若条件允许，也可以去当地中医院就诊，辨证治疗后再用药会更好一些。

姐妹保健室

更年期月经不调的几种情况

①月经稀发。原本女性正常的月经周期为28 ~ 35天，进入更年期后，女性的月经周期可能会逐渐拉长，变为2 ~ 3个月来一次月经，甚至是半年，之后完全闭经。

②月经频发、月经量增大。月经时间没有规律，短则半个月就来一次，月经时间持续一周，或者是半个月甚至一个月，淋漓不尽，月经量明显增多。

③有明显脸色苍白、无力疲乏等贫血的症状。尤其是对于40岁以上的女性来说，这种月经量明显增多的问题，还务必要关注是否存在子宫肿瘤，这类器质性病变是首先需要排查的，其次再考虑因为卵巢功能衰退导致激素紊乱而引发的月经失调。

④突然闭经。有少部分女性之前月经一直很正常，却突然没有月经了。还有一种，之前月经周期正常，但是月经量逐月减少，最后突然月经停止了。

更年期的激素变化对身体的影响

更年期激素水平变化导致的身体变化

① 血管舒缩症状。就是我们所说的潮热，是雌激素降低的
  特征性症状。特点是反复出现短暂的面部、颈部及胸部
  皮肤阵阵发红、出汗。持续 1 ～ 3 分钟，每日发作数次。
  该症状可持续 1 ～ 2 年，有时长达 5 年，甚至更长。

② 骨质疏松。绝经后女性雌激素缺乏使骨吸收增加，骨量
  下降，导致骨质疏松。最常发生在椎体。

③ 阿尔茨海默病。绝经后妇女比老年男性患病风险高，这
  也和内源性雌激素水平降低有一定关系。

④ 心血管病变。绝经后妇女糖脂代谢异常增加，动脉硬化、
  冠心病的发病风险增加，可能与雌激素降低有关。

因激素水平导致的身体变化应该怎么治疗？

更年期或女性绝经是生理现象，但是有的人会出现潮热盗汗、关节肌肉酸痛、睡眠不佳、阴道干涩、同房不适等症状，影响生活质量和工作状态，这些就不应该算是生理现象了，而是病，叫作绝经综合征。现代医学有办法能缓解绝经综合征，还能够预防骨质疏松等慢性病，利远远大于弊。在医生指导下使用激素治疗是安全的，不良反应极少。

很多人谈激素色变，觉得激素会导致癌症、会发胖等副作用。其实，人体有 200 多种激素，而对人体有害的仅仅是糖皮质激素。女性更年期的本质就是卵巢功能衰退，导致激素水平降低。而女性的健康和年轻的体态离不开性激素的支持。所以，正确使用激素治疗，有利于延缓衰老及预防慢性病，早用早获益。

很多女性对于使用雌 / 孕激素增加癌症风险抱有疑虑，认为雌激素可能会导致乳腺癌、子宫内膜癌等。实际上，激素对于乳腺癌患者的确存在禁用的情况，但对于大多数女性，无须这样担忧，完全没有必要"谈激素色变"。医生在使用激素替代治疗时，会权衡各方面风险，根据患者自身情况给予个性化用药。因此绝经激素治疗（MHT）必须要经过专业医生评估、制定方案后方可开始用药，不可擅自停药。

女性为什么离不开雄性激素？

雄性激素并不是男性特有的激素，也是女性生殖生理过程中必需的激素，虽然女性体内的雄性激素水平仅为男性的10%左右，但地位举足轻重。

雄性激素是女性体内合成雌激素的原料，雄性激素的主要职责是帮助体内合成雌激素。雄性激素是雌激素合成前的前体，往往和雌激素共同作用促进身体协调发展，维护生殖系统的健康。

雄性激素能够促进女性外阴发育，促进腋毛及阴毛生长，影响女性性功能；参与调节多个器官的功能，包括生殖道、骨骼、造血系统等；帮助体内蛋白质合成代谢，促进骨骼和肌肉的生长，促进女性身体的正常发育。

特别是年少时期的女孩，生长发育过程中少不了雄性激素的帮忙，容易配合雌激素共同打造出女性优美曲线。雄性激素过低，会导致女性性欲降低、疲劳、乏力，且更容易发生骨质疏松症和骨折。

更年期时该怎么补充雄性激素？

围绝经期女性的雄性激素补充治疗在国外由来已久，但在中国应用极少。事实上，存在低雄性激素所致一系列问题的患者，可以通过补充雄激素类药物，改善性欲、体能和健康状况，预防骨质疏松。补充雄性激素可以通过以下这些方面来进行。

运动

运动是一种提升雄性激素分泌的优质选择。可以让身体处于紧张、兴奋的状态，有助于雄性激素的分泌。只要控制运动时间以及运动量就可以起到更好的锻炼效果。运动的方式也很多样化，既可以选择跑步，也可以选择跳绳、波比跳、平板支撑等，将训练按组分配，分为几组进行锻炼，效果更佳。最好是进行一些有氧运动，这样可以让身体更好地分泌雄性激素。

饮食

多吃胆固醇含量比较高的食物，动物内脏就是不错的选择，因为胆固醇是雄性激素的重要组成成分之一，不仅如此，其中还富含肾上腺素和其他激素，也同样有助于雄激素的分泌。此外，牛奶、鸡蛋、贝壳类等食物富含蛋白质，也是能够帮助人体分泌雄性激素的。

药物

药店里也有可以促进雄性激素的分泌药物。不过激素药物一定要在医生的指导下使用，不可乱用，且激素药物一般都有一定的副作用，吃多了可能会对肝脏有所损伤，因此建议大家补充雄性激素最好还是通过运动和饮食。

更年期会产生的健康问题及调理方法

更年期产生的健康问题

潮热

潮热是最常见的更年期症状。绝大多数女性经历过，最常见的是在围绝经期开始时。可能每月发生几次，也可能一天内就发生几次，每次可持续几秒钟到几分钟。要处理好潮热，就要避免食用辛辣食物、吸烟和酗酒。同时考虑分层次增减衣物，在家里和工作场所最好都备一个小风扇，准备一个小床头扇也是个好主意。潮热时，请缓慢深呼吸，然后试着脱下一层衣服来缓解。

畏冷

通常在潮热之后，身体开始出现畏冷的症状，可能会感到脚冷、颤抖和全身发冷。由于畏冷是由潮热引起的，因此它们往往以相同的频率发生，且持续时间一样。当遇到畏冷时，可以多穿一层衣服。

情绪变化

情绪变化也是更年期最常见的症状，可能包括抑郁、烦躁、焦虑和情绪波动。在围绝经期期间，当雌激素和其他激素水平开始波动时，情绪变化开始。情绪变化的持续时间和强度在很大程度上取决于女性的身体活动水平和整体健康状况。

定期运动可以帮助减少更年期情绪波动的频率和严重程度。最好的选择是太极拳、瑜伽等较为舒缓的运动，冥想也是一个不错的选择，还可以帮助减轻压力。此外，最好避免中午吃大餐和下午小睡。

通常改变生活方式能够起到一定的缓解效果，如果这些方法无法有效缓解的话，还可以使用认知行为疗法、抗抑郁药和激素替代疗法（HRT）来帮助缓解。

更年期的调理方法

行为疗法

行为疗法主要是通过提高患者的认知水平，正确认识更年期的病因及其临床表现、治疗方法等，使女性提前做好心理准备，在更年期到来时能够稍微冷静地看待。其次就是处理好人际关系，处理好家庭、社会关系，以乐观态度去面对。丰富自己的业余生活，适当培养一些有益身心的爱好，转移对更年期的注意力。

抗抑郁药

心理专家表示，在所有更年期抑郁症和焦虑症的治疗方法中，见效最快、实行最方便、费用最低廉的可能就是药物治疗。

常用更年期抑郁症药物主要包括阿米替林、多塞平、曲米帕明等，并可合并激素治疗。千万别抗拒吃药，抑郁症导致严重后果的情况也不少见，现在很多三甲医院都有更年期门诊，医生会根据您的病情轻重选择适用药。

激素替代疗法

HRT 是一种治疗方法，目的是为了治疗因绝经引起的雌激素下降而出现的症状和预防疾病。

HRT 的基础是使用雌激素，常用的药物包括雌二醇，即戊酸雌二醇，又称补佳乐，用以补充雌激素。如果女性患者还有子宫，要同时补充孕激素，包括地屈孕酮，即雌激素和孕激素联合。对有子宫的女性患者，孕激素可以很好地保护子宫。但对没有子宫的女性患者而言，仅小剂量补充雌激素即可。

另外，目前 HRT 会使用利维爱即替勃龙，主要作用既有雌激素、孕激素，还有雄性激素的作用，所以对子宫、乳腺只是稍微发挥雌激素的作用，不会对乳腺癌、宫颈癌有影响，而且本身也有一定的孕激素作用，所以对于有子宫的女性患者而言，还有一定的保护作用。

HRT 可以使用的药物能够降低患骨质疏松症、心血管疾病的风险，所以绝经期女性可以使用 HRT。当然如果部分女性患者不愿意口服，也可以皮肤外用，比如外用的雌激素以及栓剂，包括局部涂抹的药物，以预防局部感染。

HRT 既能改善症状，还能预防疾病。具体的使用目的根据自身情况来决定。如果是以改善症状为目的，改善一段时间后，可以根据本人的意愿停止。但是，无论采取怎样的停药方法（是突然停药，还是用一半后再停药），症状都有一定的比例会复发。如果复发，再用之前一样的量就很难控制，所以停药的时机要和医生商量。

有些人担心 HRT 的副作用，如乳房胀大、分泌物增多、腹胀等症状，这些症状一段时间后就会消除。如果担心的话，可以和医生商量，通过改变药剂和药量等来改善。

阴道干燥和性生活变化

许多女性在绝经期间会经历不同程度的阴道变化。阴道干燥，性欲低下，同房时的不适，以及迫切需要排尿，这些症状说明可能患有更年期泌尿生殖综合征（GSM）。这种情况下可以使用 OTC 润滑剂和阴道保湿剂来控制阴道干燥。在同房时使用 OTC 润滑剂，然后每隔几天使用阴道保湿剂。

盗汗

在围绝经期，许多女性开始出现盗汗症状。盗汗的强度和频率往往与潮热有关。如果盗汗比较严重，夜晚可以选在黑暗、凉爽一些的房间里休息。盗汗可能会让一些女性在早上会感到额外的疲惫。另外，减轻压力和养成健康的生活习惯也可以改善这个问题。

失眠

失眠与情绪变化和潮热密切相关。不同女性失眠的严重程度不同。面对失眠问题可以积极调理身体或养成健康的生活习惯，将有助于调节您的睡眠模式。

睡前放松心情

在临睡前，若处于一个紧张、亢奋的精神状态，就易出现入睡难、睡眠浅的问题。因此，在睡前，要学会放平心态，放松心情，抛开精神压力带来的内心杂念，通过深呼吸以及看一些绿色植物的方式来放松心情。此外，白天也要保持好心情，通过听音乐、散步、做饭等来转移自己的注意力，缓解内心焦虑、紧张的情绪，助力夜晚的睡眠。

增加白天的运动量

进入更年期之后睡眠不好，和体内的内分泌改变有很大关系，内分泌会影响自主神经功能紊乱。建议大家白天多进行体育运动，可以选择合适的运动项目，比如散步、太极、瑜伽、球类运动等。在运动的过程中可以消耗更多能量，促进身体血液循环，增加疲惫感，也能让夜间睡得更好一些。

睡前泡脚

想要提高睡眠质量，睡前泡脚也是一种好方法。尤其是到了寒冷的季节，泡脚能让足部保持温暖，还能促进血液循环，缓解疲劳。但是不是所有人都适合泡脚，如果患有高血压、心脏病、下肢静脉曲张等疾病，泡脚前建议咨询一下医生，不要盲目泡脚，以免对身体健康造成影响。

营造舒适的睡眠环境

保持卧室凉爽通风，必要时使用冷气或电风扇来降温，维持自己感觉舒服的温度，才不会加重闷热、流汗；穿着透气、吸汗的棉质衣服，或能快速排汗、维持干爽等特殊布料制成的衣服，可减少因衣服闷湿而醒来的情形；使用润肤乳，避免因皮肤粗糙不适，甚至干到发痒，而影响睡眠。

吃得好睡得香

晚餐宜选择清淡易消化的食物，勿食过饱；日常进食一些有镇静安神功效的食物，比如小米、银耳、芝麻、百合、莲子；少饮茶、咖啡、可乐等，特别是过了中午之后，不宜再喝；吃高钙食物，如低脂乳制品、小鱼干、深绿色叶菜，或补充适量钙片，一方面减缓骨质流失，另一方面钙能镇静情绪、减轻焦虑，让人快速入眠。

养成相对固定的睡眠习惯。每晚固定时间上床睡觉，早上固定时间起床，不熬夜，不赖床。规律的生活习惯会让人体形成固有的生物钟，平时只要到点就会产生困意，进入睡眠。

骨质疏松

由于体内雌激素水平较低，一些女性在绝经期会出现骨质疏松症。幸运的是，可以采取一些措施来对抗骨质疏松症。定期锻炼和富含蔬菜、水果及其他钙源的健康饮食对于保持骨骼强壮至关重要。维生素D补充剂可以促进钙的吸收，维持骨骼健康，另外还要减少酒精摄入和戒烟，以预防骨量的减少。

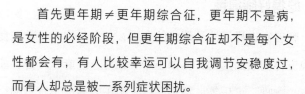

姐妹保健室

进入更年期的女性都会有更年期综合征吗？

首先更年期 ≠ 更年期综合征，更年期不是病，是女性的必经阶段，但更年期综合征却不是每个女性都会有，有人比较幸运可以自我调节安稳度过，而有人却总是被一系列症状困扰。

每个女性都有更年期症状，但具体程度因人而异，是正常的生理变化过程。如果女性的体质比较好，精神状态比较好，可以完全适应更年期症状的表现。如果女性的状态比较差，往往会有更年期综合征，患有更年期综合征的女性，医生会根据相应的检查及量表评分后，可以进行激素补充治疗、中医治疗及其他对症支持治疗，如补钙、抗抑郁治疗等。

更年期的营养补充：补剂、饮食

更年期如何补充激素？

更年期可以通过食补的方法来补充激素，比如多吃一些富含激素类的食物，如豆浆、豆制品类、牛奶、蛋类等。如果身体缺乏激素比较严重，需要遵医嘱口服药物来补充激素或者注射激素针剂补充激素。

更年期补充激素对身体的益处和可能出现的风险

对于有更年期激素补充治疗适应证的女性，适当规范的激素补充治疗可获得最大的健康收益。

激素对身体的积极作用

有效缓解更年期症状，如潮热出汗、失眠多梦、头晕乏力、焦虑抑郁、骨关节和肌肉酸痛等；有效改善生殖泌尿道萎缩相关症状，如阴道干涩、同房困难、性交痛，尿频尿急，反复阴道炎、尿道炎发作；能减少骨量丢失，预防绝经后骨质疏松，减轻肌肉骨关节症状，减缓肌肉减少。

改善血脂代谢，"窗口期"开始使用，保护血管，降低冠心病和全因死亡率；增加胰岛素敏感性，有助于血糖控制，延缓糖尿病的发生和发展；改善轻中度抑郁症，及早开始使用能改善认知；改善皮肤、头发光泽，调节脂肪分布，维持女性体型；降低结、直肠癌发病风险。

有人会问听说经常使用雌激素会变胖？听说使用雌激素会增加致癌风险？

雌激素会不会让人发胖？

雌激素可以说是身体的指挥棒，它调节着身体脂肪的数量、体积以及分布。如果雌激素水平下降，调节功能减弱，就会导致脂肪体积增大、数量增多，囤积到腰部、内脏等地方，这就是女性 50 岁以后腰部容易变粗的原因。

所以，从群体上来说，补充雌激素不会导致发胖。

雌激素会不会增加致癌风险？

医学界也一直在争论并关注这一问题。2021 年《英国医学杂志》发表一篇超过 6 万例的巢式病例对照研究结果。它的结论是，激素治疗的确会增加患乳腺癌的风险，但是不同的使用方法，得到的结果是不一样的。

首先，单独用雌激素，患乳腺癌风险非常小，甚至美国著名的 WHI 研究还提示：单独用雌激素，患乳腺癌风险会下降。

其次，雌激素加上地屈孕酮，用药 5 年之内，患乳腺癌风险不会增加；超过 5 年，风险少量增加。

另外，替勃龙用药 5 年之内，患乳腺癌风险增加不明显，超过 5 年也是少量增加。

最后，如果雌激素配上其他的合成孕激素，包括醋酸甲羟孕酮、妇康片或者左炔诺孕酮，如果长期吃，患乳腺癌风险会增长到可怕的程度。

也就是说，绝经激素治疗带来的患乳腺癌风险，主要来自人工合成的孕激素。而我们目前多选用的是天然的孕激素，副作用要小得多。

总之，激素补充治疗应根据治疗目的不同，则治疗期限不同。治疗期间应至少每年进行一次个体化危险／受益评估，根据评估情况决定疗程的长短。

姐妹保健室

更年期时激素较低，卵巢还会排卵吗？

　　更年期时，女性的身体会出现绝经的一系列症状，直到月经完全消失。在此时期依然会来月经，只是表现不像从前那样规律，虽有排卵，但因卵巢老化，所以排卵也不规律。平时排出的卵子多是不健康卵子，如果和精子结合，胎儿容易发生早产，畸形率也比较高。

　　更年期时，卵巢的功能开始衰退，黄体的功能也开始衰退，所以慢慢地卵泡也会在发育到某一节点时自行萎缩，从更年期开始时排卵，到后来可能就不再排卵。我们无法准确掌控什么时间不排卵，所以更年期仍然要做好避孕。

更年期吃激素，什么时候停药最好？

　　《中国绝经管理与绝经激素治疗指南》指出："目前尚无证据支持限制 MHT（绝经激素治疗）的时间，只要获益／风险评估结果提示获益大于风险，则可继续使用 MHT。"也就是说只要定期评估的结果是利大于弊，就继续使用。如果出现激素治疗的禁忌证（如乳腺癌），或者评估结果弊大于利的时候，就要停药。

更年期的女性都需要吃激素吗？

当更年期女性出现以下症状时考虑使用激素替代治疗，月经紊乱，潮热，多汗，睡眠障碍，疲倦，情绪障碍如易激动、焦虑、烦躁紧张等；生殖泌尿道萎缩症状；阴道干涩、疼痛、灼烧感，性交痛，阴道炎反复发作，泌尿系统反复感染，尿频、尿急、尿失禁；骨质疏松、腰背疼痛、椎间盘突出、脊柱变形等。

更年期补充激素固然有很多好处，但是并不是人人皆宜的，有以下情况的患者禁止使用：妊娠或不明原因阴道出血，乳腺癌或其他性激素依赖性恶性肿瘤，6个月内发生血栓栓塞疾病；严重肝肾功能障碍，血卟啉病、耳硬化症等。

在开始服用激素药期间，应就诊评估，排除诸多禁止或不宜使用激素的情况后，再根据医嘱进行服药。

另外，服药后还要注意这些情况：初始治疗应在 1～3 个月内复诊，情况稳定后可 3～6 个月复诊一次，用药 1 年后可 6～12 个月复诊一次，以便评估疗效并监测不良反应；建议固定每天服药时间；建议 3～5 年进行一次骨密度测定；服药期间如出现不明原因出血、偏头痛、乳腺异常等应及时就诊。

更年期吃的激素药有哪几种？

孕激素口服制剂

单纯的孕激素补充适用于绝经过渡期早期，可以调理卵巢功能衰退过程中的月经问题。单纯的孕激素补充一般于月经或撤退性出血第 14 天起，连用 10 ～ 14 天。

地屈孕酮：每天 1 ～ 2 次，每次 10 毫克；黄体酮：每天 200 ～ 300 毫克，分 1 ～ 3 次服用，应空腹服用。

雌激素口服制剂

单纯的雌激素补充适用于已切除子宫的女性，一般连续应用。戊酸雌二醇：每天 0.5 ～ 2 毫克；结合雌激素：每天 0.3 ～ 0.625 毫克。

复方雌孕激素制剂

复方雌孕激素制剂根据给药方案的不同，又可以分为雌孕激素序贯和雌孕激素联合两种。序贯方案适合有完整子宫，围绝经期或绝经后仍希望有月经的女性；联合疗法则适合有子宫，绝经后不希望有月经的女性。

① 雌孕激素序贯

雌二醇 / 雌二醇地屈孕酮：前 14 天每天服用 1 ～ 2 毫克雌二醇，后 14 天服用雌二醇（1 ～ 2 毫克）/ 地屈孕酮（10 毫克）

复合制剂，待服药 28 天，也就是一个疗程结束后再开始下一个疗程。

戊酸雌二醇片 / 雌二醇环丙孕酮：前 11 天应每天服用 2 毫克戊酸雌二醇，后 10 天服用戊酸雌二醇（2 毫克）/ 醋酸环丙孕酮（1 毫克）复合制剂，至 21 天为一个疗程，每个疗程结束后，停药 7 天后重新开始新的疗程。雌孕激素序贯疗法可以调整月经周期，保护子宫内膜，预防子宫内膜癌的发生。

② 雌孕激素联合

雌二醇 / 屈螺酮：每天服用 1 毫克雌二醇和 2 毫克屈螺酮，连续 28 天为一个疗程，疗程间不应间断。

其他口服制剂

替勃龙：自然绝经的女性应在末次月经至少 12 个月后开始治疗，每天 1 次，每次 2.5 毫克，应连续应用。

经阴道局部雌激素

除了以上常见的口服激素补充制剂外，还有阴道局部使用的普罗雌烯乳膏，主要针对仅有阴道萎缩、性交痛症状的女性。普罗雌烯属于严格局部作用的雌激素，不刺激子宫内膜增生。

阴道局部雌激素方案：绝经生殖泌尿综合征的首选方案。普罗雌烯乳膏，阴道局部用药 0.5～1 克 / 天，连续使用 2～3 周，症状缓解后改 2～3 次 / 周，或根据疗效逐渐递减每周使用次数。

短期局部应用雌激素阴道制剂，无须加用孕激素，但缺乏超过
1 年使用的安全性数据，长期使用（6 个月以上）者应监测子宫
内膜。

应注意，激素补充治疗不可乱用，是否可以补充激素，需要
到更年期门诊就诊，在专业医生指导下制定合理的方案，选择适
当的药物，规范用药，严格随访，才能尽可能地减少风险，获得
最佳效果。

更年期需要补充哪些补剂？

钙

女性 50 岁之后大多都有骨骼上的毛病，平时在走路的时候
会听到膝关节咔咔响，或者经常感到腰酸背痛，即使休息很久也
得不到缓解，一般这时候就需要及时补钙了。

如果不及时补钙就可能发展成骨质疏松，若不小心摔倒了容
易发生骨折，所以女性要多吃豆制品和乳制品，多晒太阳，及时
给身体补钙。

叶酸

叶酸不仅孕妇可以补，中老年人也要适当补充叶酸，这主

要是因为叶酸是人体内非常重要的物质，对血管和神经有非常积极的作用。女性在 50 岁之后如果总是感觉自己神经衰弱，头痛、头晕，说明该给身体补充叶酸了。叶酸能够营养神经，缓解神经衰弱，还有助于预防高血压。

维生素 B 族

维生素 B 族对于维持人体神经有着非常重要的作用。50 岁后的女性会进入绝经期，在这个阶段受到激素水平的影响，会出现失眠、多梦等问题。适当补充维生素 B 可以缓解更年期的不适，提高睡眠质量。五谷杂粮、动物肝脏、蛋奶类这些食物中都含有丰富的维生素 B 族，平时可以经常吃点。

维生素 D

女性 50 岁之后体内合成的维生素 D 减少，不能满足人体所需，所以需要额外补充，维生素 D 充足，钙质才能更好地被吸收。中老年人体内长期缺乏维生素 D 会出现脊椎变形、腰椎疼痛等情况。维生素 D 还可以从鱼、奶、蛋这些食物中获取，同时还要增加户外活动的时间。

雌激素

骨骼问题，潮热出汗，睡不着觉，经常做梦都和更年期女性体内的激素异常有关系，想要改善这些症状，就要及时补充雌激素。更年期的女性，因卵巢衰老产生雌激素的能力下降，除了上面这些不适，还可能诱发抑郁、头痛、骨质疏松、老年慢性病等。及时补充雌激素，可以缓解更年期的不适，降低身体出现不舒服的风险，豆制品、无花果等富含植物雌激素的食物不妨多吃一些。

姐妹保健室

这些补剂是更年期女性都可以吃吗？

因为更年期是每个女性都要经历的阶段，所以需要女性积极地面对，而想要改善更年期的不适症状，可以适当多补充些营养补剂，拥有健康的身体，才能更好地面对更年期。

更年期女性应该吃且必须要吃的，那就是钙片。绝经前后钙质流失是正常的 3 倍，我们不仅要补充钙，而且应该早补充，至少 40 岁以后就开始补充一些钙制剂。而维生素 D 有促进钙质吸收的作用，因此补钙产品中加入适量的维生素 D 可以增加对钙的吸收，提前做好补钙的准备，能够很好地降低骨钙流失造成的影响，进而降低骨骼疼痛甚至骨折的风险。

更年期使用的补剂，哪些是需要在医生的指导下才能使用的？

补充雌激素必须严格掌握适应证及禁忌证，进行个体化补充，包括剂量、剂型、配伍方案等，以最低有效剂量为原则。应在医师指导下，根据使用的效果、时间长短和个体的具体情况不断进行调整。并不是所有女性都可以补充雌激素，患乳腺癌的女性、孕妇、伴有原因不明阴道出血的女性及患肝功能异常、血栓栓塞性疾病，如脑血栓等的女性则不应该补充雌激素。

这些补剂对身体有副作用吗？

任何药物都有副作用，千万不要乱用滥用，否则就会出现弊大于利的情况。

一般情况下是不需要补充雌激素的，只有在出现更年期综合征的特殊时期，可以适当地补充一些，预防骨质疏松，提高身体免疫力。

在绝经雌激素补充治疗中，出现非预期出血、乳房疼痛、肚子下坠等不良反应，不要惊慌，这是身体与激素进行磨合的过程，也有可能是使用的激素药剂量或剂型不适合自己。通过在医生指导下逐渐调整用药，这些不良反应自然会好转。

更年期的饮食需要做哪些改变?

更年期女性要保证营养素摄入的平衡，多吃新鲜蔬菜水果，每天至少食用 200 ~ 400 克水果和 300 ~ 500 克蔬菜；多吃富含优质蛋白质的食物，如牛奶、瘦肉、鱼虾、大豆及其制品等。

同时可以根据不同症状选择具有不同功效的食物进行调理。更年期宜选择富含维生素 B 族的食物，如粗粮（小米、麦片）、豆类、瘦肉及牛奶等，能起到镇静安眠的功效。

增加含钙丰富的食品，如豆制品、虾，以及海藻类食品等，预防骨质疏松和骨折。月经紊乱、经血量多引起贫血者，可选择含血红素铁丰富的肉禽鱼类，以及含 VC、叶酸丰富的水果绿叶蔬菜，预防缺铁和贫血。

更年期女性因代谢紊乱容易出现中心脂肪堆积、身体发胖和血脂增高、血管硬化等现象。要减少脂肪尤其是饱和脂肪的摄入，少吃过咸的食物，避免出现更年期水肿、血压增高，每日食盐总摄入量不超过 6 克为宜。更年期女性应避免饮酒、咖啡、浓茶、辣椒等刺激性食物，以免加剧其神经系统的兴奋性，造成其情绪上的不稳定。

疾病预防：体检

体检重点检查项目

对更年期症状评分进行量化评估，包括乳腺及盆腔检查、妇科超声、乳腺超声、宫颈癌筛查血生化检查、骨密度检查等，其他还包括性激素、甲状腺功能、肿瘤标志物凝血指标、营养状态等。

更年期是女性由中年向老年的转折阶段，女性在更年期存在各种健康隐患，需要定期进行健康体检。

① 一般体检项目：体重、腰围、脉搏、呼吸、心率、血压测量等。

② 妇科检查：能够对乳腺、盆腔、宫颈、卵巢、阴道等私密部位的病变起到监测作用，特别是随着女性年龄的增长，免疫力的下降，宫颈癌、乳腺癌等女性常见疾病的常规筛查也是很有必要的。

③ 实验室检查：血、尿、粪三大常规检查；生化检查，了解肝功能、肾功能、血糖、血脂、尿酸疾病诊疗等；空腹胰岛素检查，了解胰岛素抵抗情况；肿瘤标志物筛查；

免疫功能检查。特别是肥胖或者有过动脉硬化的围绝经期女性更应该定期检查。体检是远离"三高"的有效预防手段。

④ 内分泌检查：内分泌检查包括性激素检查、甲状腺功能检查等，可以判断身体各机能的衰退情况。

⑤ 阴道分泌物检查：查看有无老年性阴道炎、滴虫性阴道炎、霉菌性阴道炎等。

⑥ 子宫颈细胞学检查：属于子宫颈癌的防癌筛查。

⑦ 盆腔超声检查：了解子宫和附件（卵巢、输卵管）情况，测量子宫内膜厚度，注意是否有子宫肌瘤、卵巢肿物等。

⑧ 乳腺钼靶：了解乳腺情况，如有无增生、病变、肿块、钙化等。

⑨ 心脑血管检查：随着雌激素水平快速下降，心脑血管疾病高发。主要筛查冠心病、心律失常、心肌和脑动脉供血是否正常等，做心脑血管检查主要采用心电图、血液检查、心脏彩超、血管彩超等项目。

⑩ 营养代谢、肌肉关节功能测定：可精确检测更年期女性的营养状况（个体化判断饮食结构是否合理并给出指导意见）、肌肉和关节功能（判断老化情况、骨质疏松状况）等，对于指导更年期女性生活、保健、治疗有重要作用。

骨质疏松在老年女性中很常见，由于绝经后雌激素分泌减少，体内的钙也会随着流失，更年期女性就会出现骨质疏松症，因此骨密度检查就显得尤为重要。建议每年进行至少一次骨密度检查，对预防弯腰驼背、非外力骨折等有很好的作用。

此外，更年期女性还应学会自我查病的方法，掌握一些基本的医学知识，注意自己的主观感觉，如活动后胸闷、心悸、就要想到有无心脏病；消瘦乏力、消化不良、黑色大便，要警惕消化系统疾病等。至于一些通过眼看手摸发现的可疑体征，如乳房肿块、下肢水肿等一经发现应立即到医院检查。

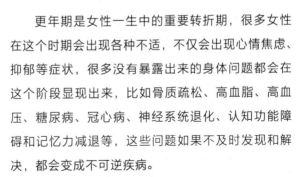

更年期按时做体检的必要性

姐妹保健室

更年期是女性一生中的重要转折期，很多女性在这个时期会出现各种不适，不仅会出现心情焦虑、抑郁等症状，很多没有暴露出来的身体问题都会在这个阶段显现出来，比如骨质疏松、高血脂、高血压、糖尿病、冠心病、神经系统退化、认知功能障碍和记忆力减退等，这些问题如果不及时发现和解决，都会变成不可逆疾病。

同时，更年期还是女性各种肿瘤高发期。乳腺癌、宫颈癌、肺癌、甲状腺癌、胃肠道肿瘤都容易找上门，所以一定要做好防癌筛查。

如何平稳度过更年期?

进入更年期之后，身体和激素都会发生一些变化，这些变化无形中也影响了生活。那应该如何平稳度过更年期呢?

① 更年期是由于卵巢功能衰退，不能产生足够的雌孕激素，然后引起相应的症状，如潮热、盗汗、乱发脾气、睡不着、关节酸痛等。这时候可以在医生的指导下适当地补充一些雌孕激素。

② 在生活方面也要做出相应的调整，最好保持规律的中等量的运动。饮食上要多吃富含钙的食物，如牛奶等；多吃优质蛋白，如鸡蛋、牛奶、海产品、豆奶都可以；蔬菜水果也适当多吃点，烟酒尽量不要碰，红肉少吃一些，尤其是腌制类食品尽量少吃。

③ 保持心情舒畅，多想点开心的事，不要老揪着一些鸡毛蒜皮的事让自己不开心。

更年期需要避孕吗？

更年期需要避孕。更年期的女性虽然生育能力明显下降，但还没有完全丧失生育能力，在没有打算要孩子的情况下，在更年期也需要继续避孕。同时，在更年期避孕可以降低葡萄胎、胎儿发育异常，以及宫外孕的风险。

更年期可以取节育环吗？

对于更年期阶段的女性，如果还没有完全绝经，建议暂时不取环，因为虽然已经到了更年期，但是雌孕激素还没有完全下降撤退，偶尔还可能会排卵，因此必须等到完全绝经以后再考虑取环。

更年期的女性取环最佳时期是在绝经后的半年到 1 年内。如果错过了最佳取环时间，越早取环越好。在绝经后的半年到 1 年内体内雌孕激素虽然减少，但子宫没有明显缩小，此时取环操作简单，创伤小。如果绝经时间过长，子宫慢慢缩小，会增加取环的难度，一部分节育环会嵌顿在子宫内。

更年期还能生孩子吗?

正常情况下更年期的女性是不能生孩子了，由于生理变化，卵巢功能开始衰退，月经也出现紊乱的情况，卵巢不再分泌孕激素以及促进排卵，因此也开始丧失生育能力了。

由于更年期女性并未完全丧失卵巢功能，卵巢内仍有残存的卵泡，仍有 54% 的月经周期有排卵，如果性生活时未采取避孕措施，依然有妊娠的可能。更年期由于月经及排卵不规律，很多女性对避孕不够重视，反而成为目前临床常见的非意愿妊娠的高危群体。由于高龄，妊娠后母婴不良结局的风险显著增加，因此无论是继续妊娠还是做人工流产，其风险均比年轻女性要大。

姐妹保健室

更年期意外怀孕怎么办?

应尽早到正规医疗机构就诊。如果想要流产，年龄 40 岁以上者，不推荐使用米非司酮配伍米索前列醇的药物流产。建议选择人工流产负压吸引术终止早孕 10 周以内的妊娠；若妊娠月份较大，应评估女性全身情况后选择住院引产。

附录

妇科面诊时，医生一般会问到的问题

月经情况

（1）月经情况怎么样？

（2）第一次是什么时候来的？

（3）目前多久来一次？

（4）每次持续几天？

（5）有没有痛经？

（6）每天用几片卫生巾？

（7）最后一次来月经的时间？

（8）月经颜色如何？月经量如何？有无血块？

（9）有没有做过性激素检查？

（10）有没有使用过其他药物调理月经？外用还是口服？效果如何？

（11）来月经时有无不舒服的症状？

（12）绝经年龄。

生育情况

（1）有没有性生活史?

（2）是否生过孩子? 生过几个? 剖宫产还是顺产?

（3）有没有流产过? 流产几次?

（4）近期是否有备孕计划?

（5）平时是否严格避孕?

（6）之前有其他疾病吗? 是否同时有其他慢性疾病?

（7）做过哪些检查? 用过什么药? 目前希望解决什么问题?

（8）分娩过程中的特殊情况。

（9）产后避孕方式。

（10）有无节育环? 上环后有无不适? 上环几年?